中国女性健康状况报告

顾　问　乔　杰

主　编　刘召芬　王临虹　赵文华

副主编　王卓群　闫　焱　钟　军

编委会（按姓氏笔画排序）

马　军　王丽敏　王卓群　王临虹　刘召芬　李英华　闫　焱
周脉耕　郑晓瑛　赵文华　钟　军　凌　斌　黄悦勤　曾　平

编　者（按姓氏笔画排序）

马　军　于泓洋　于常艳　王丽敏　王卓群　王临虹　刘召芬
刘永江　刘韫宁　李　莉　李英华　闫　焱　狄江丽　宋　逸
张　星　陈晓荣　金　叶　周脉耕　郑晓瑛　赵文华　荣文笙
柳　桢　钟　军　段蕾蕾　姜　垣　贺　媛　徐　韬　凌　斌
黄悦勤　曹素艳　曾　平

人民卫生出版社

·北　京·

图书在版编目（CIP）数据

中国女性健康状况报告 / 刘召芬，王临虹，赵文华
主编 . —北京：人民卫生出版社，2023.3
ISBN 978-7-117-34581-1

Ⅰ.①中… Ⅱ.①刘…②王…③赵… Ⅲ.①妇女保
健学－研究报告－中国 Ⅳ.①R173

中国国家版本馆 CIP 数据核字（2023）第 034714 号

人卫智网	www.ipmph.com	医学教育、学术、考试、健康，购书智慧智能综合服务平台
人卫官网	www.pmph.com	人卫官方资讯发布平台

中国女性健康状况报告

Zhongguo Nüxing Jiankangzhuangkuang Baogao

主　　编：刘召芬　王临虹　赵文华
出版发行：人民卫生出版社（中继线 010-59780011）
地　　址：北京市朝阳区潘家园南里 19 号
邮　　编：100021
E - mail：pmph @ pmph.com
购书热线：010-59787592　010-59787584　010-65264830
印　　刷：中农印务有限公司
经　　销：新华书店
开　　本：787×1092　1/16　　印张：10
字　　数：174 千字
版　　次：2023 年 3 月第 1 版
印　　次：2023 年 3 月第 1 次印刷
标准书号：ISBN 978-7-117-34581-1
定　　价：56.00 元

打击盗版举报电话：010-59787491　E-mail：WQ @ pmph.com
质量问题联系电话：010-59787234　E-mail：zhiliang @ pmph.com
数字融合服务电话：4001118166　　E-mail：zengzhi @ pmph.com

中国女性在社会主义建设中发挥着重要作用,在经济、文化、科技、教育等领域彰显了巨大的力量,同时又担负着生儿育女的家庭责任,毫无疑问,女性是中华民族伟大复兴的生力军,因此,关爱女性、保障女性健康是一项伟大的事业,功在千秋万代。

令人欣慰的是,中华人民共和国成立以来,在党和政府的坚强领导下,我国女性的健康水平大幅提升,期望寿命、健康期望寿命持续增长,孕产妇死亡率持续下降,妇幼健康、营养状况、疾病防控等持续改善。

但是必须清醒地看到,随着工业化、城镇化、人口老龄化、生态环境及生活方式等因素的变化,我国女性面临着孕产妇健康地区差异、生殖健康、慢性病、伤害、心理疾病、传染病等健康问题和快速老龄化的严重威胁,乳腺癌和宫颈癌的发病率及死亡率仍在上升,生殖道感染和性传播疾病也不容忽视。

党的二十大对新时代新征程上推进健康中国建设作出新的战略部署,赋予新的任务使命,凝聚着政府、社会和人民群众的共同理想。妇女健康工作对于提升全民健康水平、推动经济社会可持续发展具有全局性和战略性意义。

为了总结我国女性健康领域取得的成就和经验,认清挑战与机遇,相关领域权威专业机构和专家投入大量的精力,系统梳理了我国相关机构的统计数据和研究结果,完成了《中国女性健康状况报告》。全面呈现了当前我国女性健康的基本状况和存在的问题,并提出一些可行的建议,作为了解和认识我国女性人口健康状况及其发展趋势的窗口,为政府及相关公共部门制定决策提供参考依据,为相关领域的科研人员从事科学研究及分析提供权威、准确、全面的基础研究数据,成为卫生行政和相关领域科研人员的有力参考。

期待本书能够帮助大家打开新视角、启迪新思路,为我国妇幼健康事业的繁荣发展贡献智慧和力量。

乔 杰

中国工程院院士

2022 年 12 月

健康是人类永恒的话题。女性健康状况不仅直接影响到整体人群的健康水平,还关系到整个社会和家庭的和谐与稳定,女性健康是人类健康的起始点。

中华人民共和国成立以来,在党和政府高度重视和关怀下,女性健康在不同的发展阶段均取得了积极进展与成效。当前,我国人民物质生活水平发生了历史性变化,人们对卫生保健和预防医学的需求日益增长,持续改善女性健康状况,还需要全社会的不懈努力。《"健康中国 2030" 规划纲要》提出,要实现从胎儿到生命终点的全程健康服务和健康保障,提高妇幼健康水平。《中国妇女发展纲要(2021-2030 年)》也更加关注妇女全生命周期享有高质量卫生健康服务,从延长妇女人均期望寿命到关注妇女心理健康、提升妇女健康素养水平等方面,提出了包括完善宫颈癌和乳腺癌综合防治体系和救助政策在内的多项目标及措施。女性健康是实现健康中国战略目标的重要组成部分。

进入新时代,踏上新征程,致力于中国女性健康事业的医疗机构和研究机构都在努力拓展服务和工作范围,形成推动女性健康水平提升的合力。为全面客观展现我国女性人口健康状况及其发展趋势,填补来自女性健康数据的缺口,为推进健康中国建设提供科学依据,我们组织相关领域权威专业机构和专家编写了《中国女性健康状况报告》,以翔实的数据、科学的资料为卫生行政和专业人员提供支持,为科研工作者提供参考依据。

我们无意为了编写《中国女性健康状况报告》而设计调研活动和课题,只是系统梳理了截至 2021 年年底国家有关部门出版的权威统计数据及具有代表性的流行病学调查资料,从中抽取出关于女性的健康相关数据。从女性人口与健康基本情况、不同生命周期女性健康状况及重点问题、营养状况、主要疾病及健康危害因素等维度入手,直观呈现了当前我国女性健康的基本状况。正是这样,才彰显了本书数据的客观和真实。而且我们根据这些现状,特别提出了一系列改善我国女性健康状况的具体建议,以期为政府或其他公共部门制定科学、可行的决策提供一定的参考依据,顺应新时代女性对健康的新要求和对美好生活的新期待。

尽管从 2020 年 11 月开始着手,历经多次专家们的讨论和思想的碰撞,直到最后框架的形成,才开始数据梳理和撰写。不过,这毕竟是我们第一次尝试以报告的形式系统反映我国女性人口的健康状况,受经验欠缺、资料来源有限等因素影响,纰漏在所难免,恳请业内外专家及广大读者提出宝贵意见,欢迎发送邮件至邮箱 renweifuer@pmph.com,或扫描封底二维码,关注"人卫妇产科学",对我们的工作予以批评指正,以待在 2025 年的报告中加以改进和提高。

在本书的编写过程中,得到了多位同道的支持和帮助,他们在繁忙的医疗、教学和科研工作之余参与撰写,给予宝贵意见和建议,在此表示衷心的感谢。

编　者
2022 年 12 月

目　录

第一章

人口与健康基本情况

中华人民共和国成立以来,我国女性经历了人口规模、年龄结构、城乡分布、就业格局、文化水平等多元立体变化,健康水平大幅提升,并在相当多的领域中彰显了女性力量。相比男性,女性独有的特征使其在人口健康保护事业中发挥着无可替代的关键作用。女性健康直接关乎人类下一代的健康,是人口健康的起始点,与人口健康储量的增减密切相关。人口问题是经济社会发展的基础性、全局性和战略性问题。保持适度生育水平是维持和促进人口良性再生产、实现人口长期均衡发展的重要前提和基本保证。新中国成立后,我国出现了三次出生高峰,20 世纪 70 年代以来,生育率总体呈现不断下降趋势,20 世纪 90 年代我国生育率跌入更替水平以下,并持续走低。

人群总死亡率、婴儿死亡率、5 岁以下儿童死亡率、孕产妇死亡率、期望寿命、健康期望寿命是一组国际公认的衡量一个国家或地区居民健康状况、经济社会发展水平和人群生存质量的综合性评价指标,也是《"健康中国 2030" 规划纲要》和《健康中国行动(2019-2030 年)》的主要考核指标。疾病负担是衡量一个国家或地区由于疾病、伤残和过早死亡导致的经济损失、生活质量和生命年损失的重要指标。对一个国家或地区人口学特征、死亡率及死因构成、期望寿命、疾病负担及影响因素开展研究,明确优先工作领域,推动从胎儿到生命终点的全程健康服务和健康保障,全面维护人民健康,是一项重要的基础性工作。

关爱女性,关注女性健康,了解女性主要健康问题及其影响因素,持续提升女性健康水平,对于提升全社会健康水平、推动一个国家或地区快速发展意义深远。

第一节　人口总体情况

一、女性人口规模

根据世界银行的分级标准,2019 年我国女性人口在总人口中的占比(48.693%)位居五个梯队的第二位(44.41%~50.14%)。1960—2019 年,我国女性人口占比始终保持在 48.4%~48.7% 的区间(图 1-1-1)。

我国女性人口规模从 1960 年的 3.2 亿人至今保持总体上升趋势,2019 年女性人口达 6.8 亿,相比 1960 年翻了一番(图 1-1-2)。

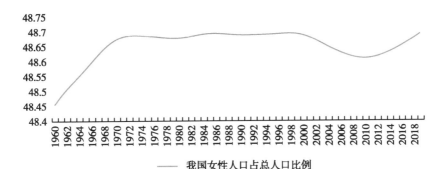

图 1-1-1 1960—2019 年中国女性人口占总人口比例（%）

数据来源：联合国人口司

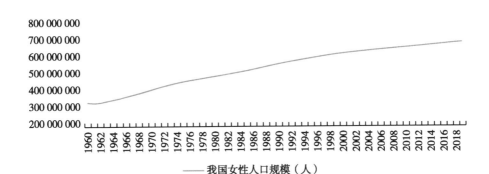

图 1-1-2 1960—2019 年中国女性人口规模

数据来源：世界银行，根据联合国世界人口展望和世界银行的人口比例进行的估算

二、人口性别比

2019 年我国 0~4 岁人口性别比为 113.62，相比 2003 年（121.22）下降了 7.6（图 1-1-3）。从 10~14 岁年龄段开始，随年龄段升高，性别比开始呈现总体降低趋势。尤其在 60~64 岁年龄段中，人口性别比基本均衡（为 100.74），而在此后，男性人口数量开始少于女性人口，尤其在 75 岁以后，这种差距愈加显著。90 岁以上和 95 岁以上人口性别比分别为 50 及 40 左右。

三、女性人口年龄结构

2020 年我国 45 岁以下女性人口数量明显少于男性，但进入 60 岁老年期后，这种差异逐渐弥合，70 岁以上女性人口开始显著高于男性（图 1-1-4）。

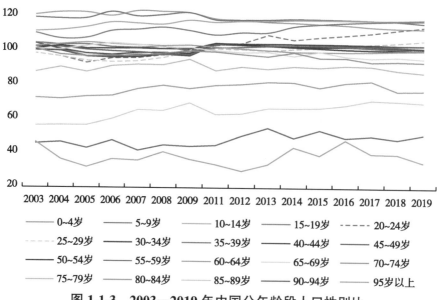

图 1-1-3　2003—2019 年中国分年龄段人口性别比

数据来源：国家统计局，2005 年、2015 年为 1% 人口抽样调查样本数据，

其他年份为 1‰ 人口变动调查样本数据

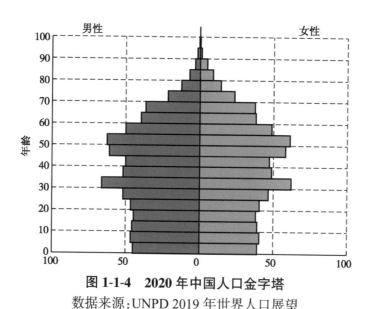

图 1-1-4　2020 年中国人口金字塔

数据来源：UNPD 2019 年世界人口展望

四、女性人口教育状况

（一）成年女性识字率

1982—2018 年，我国成年女性识字率从 51.137% 上升至 95.159%，文盲率大

幅降低（图 1-1-5）。1982 年,我国成年女性识字率远低于中高等收入国家平均水平,差距约为 13%,但 2010 年我国成年女性识字率已微弱反超中高等收入国家平均水平,2018 年,该差距扩大至 1%。

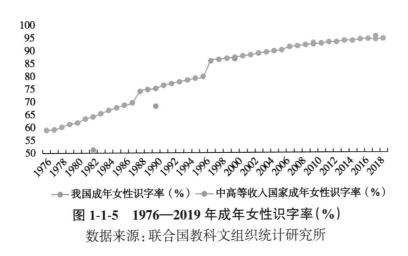

图 1-1-5　1976—2019 年成年女性识字率（%）

数据来源：联合国教科文组织统计研究所

（二）各教育阶段女性人口规模

6 岁及以上女性人口数从 2002 年的 58 万人下降至 2019 年的 50 万人,与之下降趋势相似的是 6 岁及以上未上过学女性人口规模和 6 岁及以上小学女性人口规模（图 1-1-6）。2002—2019 年,非义务教育阶段的高中和大专及以上女性人口规模保持不断上升的趋势,相比 2002 年,2019 年我国 6 岁及以上高中女性人口规模增长了 26.6%,大专及以上女性人口规模增长 212.6%。

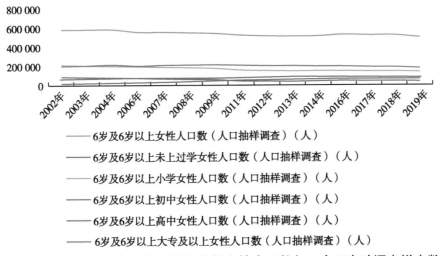

图 1-1-6　2002—2019 年中国各教育阶段女性人口数（1‰人口变动调查样本数据）

资料来源：国家统计局

五、女性人口就业情况

（一）15 岁及以上女性就业率

我国 15 岁及以上女性就业率从 1991 年的 71.6% 下降至 2019 年的 58.16%，下降幅度大约 13.4 个百分点（图 1-1-7），与男性的就业率差距从 1991 年的 10.87% 扩大到 2019 年的 13.65%。《中国妇女发展纲要（2011-2020 年）》终期统计监测报告显示，女性就业人员占全社会就业人员的比重为 43.5%；城镇单位女性就业人员为 6 779.4 万人，比 2010 年增加 1 917.9 万人，增长 39.5%；女性专业技术人员持续增加。

1991 年至今，我国女性就业率始终高于中高等收入国家和高等收入国家女性平均就业率，2019 年我国女性就业率分别高出两者大约 7 个百分点（图 1-1-7）。

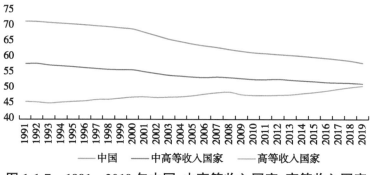

图 1-1-7 1991—2019 年中国、中高等收入国家、高等收入国家
15 岁及以上女性就业率（%）
数据来源：国际劳工组织劳动力市场主要指标数据库

（二）女性就业的行业分布

1991—2019 年，我国农业女性就业人员占全体女性就业人员的比例呈总体下降趋势，从 1991 年的 54.88% 下降至 2019 年的 22.01%，降幅约 33 个百分点；工业女性就业人员占比在经历了一次下跌和上涨以后，占比未发生明显变化；相比于农业与工业，服务业女性就业人员占比自 1991 年至 2019 年获得大幅提升，增幅约 33 个百分点（图 1-1-8）。

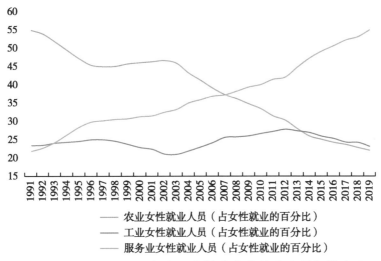

图 1-1-8　1991—2019 年中国女性分产业就业人员规模占比

数据来源：国际劳工组织劳动力市场主要指标数据库

（三）女性人口失业率

1991—2019 年，我国女性人口失业率从 2.09% 上升至 3.98%，增幅约 1.9%，男性人口失业率从 2.66% 上升至 5.08%，增幅约 2.42%（图 1-1-9）。相比于男性，女性人口失业率不论是静态绝对值还是动态增幅均有着更为良好的表现。

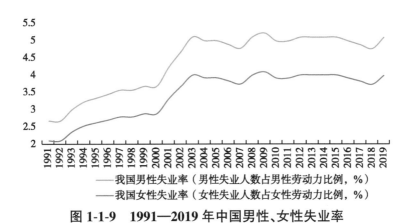

图 1-1-9　1991—2019 年中国男性、女性失业率

资料来源：国际劳工组织劳动力市场主要指标数据库

（四）乡村女性从业人员规模

2001—2012 年间，乡村女性从业人员规模从 22 543.54 万人上升至 25 009.91 万人，12 年间增长约 2 466 万人；而乡村男性从业人员规模则从 25 685.37 万人增长至 28 847 万人，增长约 3 161 万人（图 1-1-10）。

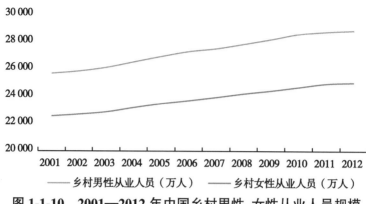

图 1-1-10 2001—2012 年中国乡村男性、女性从业人员规模

资料来源：国家统计局

六、女性人口健康脆弱性

相比于男性，女性具有更为显著的健康脆弱性。对比 1987 年和 2006 年我国人口平均伤残期，有研究发现女性总人口或 60 岁以上女性人口的平均伤残期均高于男性（图 1-1-11）。

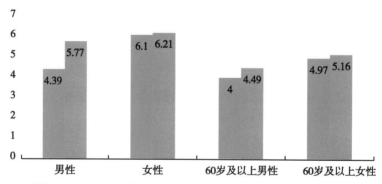

图 1-1-11 1987 年和 2006 年中国人口平均伤残期对比

数据来源：郑晓瑛，陈功等 . 中国残疾人口老龄化和老龄人口

残疾化发展趋势和政策建议，2008

第二节 出 生 情 况

一、出生人口及出生率

中华人民共和国成立至今，我国出现了三次出生高峰，分别为 1949—1958 年、

1962—1973 年、1982—1998 年。在两次出生高峰之后出现了相应的出生低谷期。

随着社会安定、经济快速发展，我国人口出现快速恢复性增长，1954 年出现第一次出生高峰，当年的出生人口达到 2 245 万人。随后，由于在 1959—1961 年经历三年困难时期，我国出生人口骤减至 1961 年的 1 188 万人。随着三年困难时期结束，出生人口于 1962 年迅速增加，之后每年均在 2 400 万人以上，其中 1963 年出现第二次出生高峰，达到新中国成立后的最高值 2 954 万人。1973 年我国提出"晚、稀、少"政策目标，1978 年明确为"晚婚、晚育、少生、优生"的宣传口号和"最好一个、最多两个"的数量限定性目标。由于计划生育政策的推行，我国出生人口持续下降，1979 年到达阶段性低点。1980 年通过《公开信》的方式"提倡一对夫妇只生育一个孩子"，独生子女政策从此出台。1981—1997 年，计划生育成为基本国策，出生人口维持在每年 2 000 万人以上。1982 年 9 月，计划生育政策被定为基本国策，并逐渐完善和稳定，随着我国第一次和第二次出生高峰人口到达生育年龄，到 1987 年出现第三个出生高峰，出生人口达到第二个高点 2 522 万人。

1998 年后，随着人们生活方式和生育观念的变化，我国出生人口持续下降，期间尽管由于 2013 年实施的"单独两孩"政策和 2015 年开始实施的"全面两孩"政策的出台，仅 2016 年和 2017 年两年出现出生人口反弹，超过 1 700 万人，但之后出生人口以每年递减约 200 万人的速度持续下降，由 2017 年的 1 723 万人，急剧下降到 2021 年的 1 062 万人。因此，为改善我国人口结构、落实积极应对人口老龄化国家战略、保持中国人力资源禀赋优势，2021 年 8 月 20 日，颁布新修改版《人口与计划生育法》，"一对夫妻可以生育三个子女"的生育政策，即"三孩"政策正式入法。

2012—2021 年 10 年间我国出生人口变化趋势详见图 1-2-1。

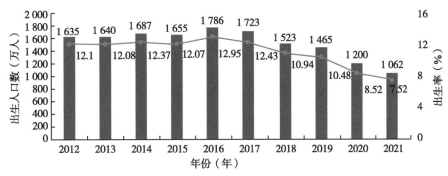

图 1-2-1 2012—2021 年中国出生人口数（万人）及出生率变化趋势
数据来源：中华人民共和国 2012—2021 国民经济和社会发展统计公报

二、生育率

新中国成立以来,生育率变化跌宕起伏,自新中国成立至20世纪70年代,中国总和生育率大致在6.0左右。20世纪70年代以来,由于实施计划生育政策后总和生育率呈现不断下降趋势。20世纪90年代我国生育率跌入更替水平以下,并持续走低,大致维持在1.5~1.6之间。2013年以后,虽然中国政府逐步实施了"单独二孩"(2013年)、"全面二孩"(2015年)等各种政策以应对不断走低的生育率,但是随着"二孩"政策效应的消退,生育率又发生迅速下降。

我国的生育率转变过程可以划分为三次转变:20世纪70年代是第一次转变,生育率在很短时间里由很高的水平下降到接近更替水平,这是由生育政策主导的转变。20世纪90年代是第二次转变,即生育率降到更替水平以下,尽管生育政策也产生一定作用,但是经济社会发展对生育率产生越来越重要的影响。进入21世纪,经济社会发展成为决定低生育率的主导因素。21世纪20年代是第三次转变,由低生育率转变为极低生育率。

2017年全国生育状况抽样调查结果显示,2006—2016年我国的总和生育率在1.65上下波动。受"二孩"政策影响,2014年和2016年生育水平都较政策实施前一年有所提高,分别为1.67和1.77,农村生育水平明显高于城镇(表1-2-1)。2006—2016年中部地区总和生育率最高,西部地区和东部地区次之,东北地区最低(图1-2-2)。但2017年后,我国总和生育率出现迅速下降,到2020年达到1.3,达到极低生育率水平,远低于人口更替水平(图1-2-3)。

表 1-2-1　2006—2016 年中国城乡总和生育率

年份	全国	城镇	农村
2006	1.62	1.21	1.98
2007	1.69	1.31	2.02
2008	1.71	1.26	2.12
2009	1.68	1.27	2.06
2010	1.64	1.27	1.99
2011	1.61	1.24	1.97
2012	1.78	1.45	2.12

续表

年份	全国	城镇	农村
2013	1.55	1.21	1.92
2014	1.67	1.37	1.99
2015	1.41	1.16	1.69
2016	1.77	1.54	2.05

数据来源:2006—2016 年中国生育状况报告

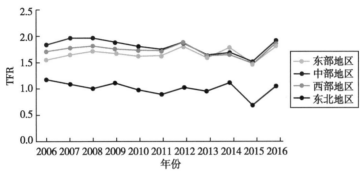

图 1-2-2 2006—2016 年中国分区域总和生育力

数据来源:2006—2016 年中国生育状况报告

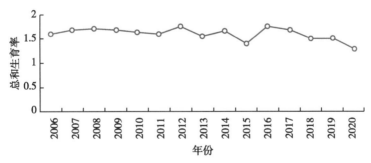

图 1-2-3 2006—2020 年中国总和生育率的变化趋势

数据来源:2006—2016 年数据来自 2006—2016 年中国生育状况报告;2017—2019 年数据来自"中国的低生育率与三孩政策———基于第七次全国人口普查数据的分析";2020 年数据来自国家统计局

第三节　死　亡　情　况

一、三大类疾病死亡水平及构成

2019 年我国人群总死亡率为 774.4/10 万，其中女性死亡率为 661.9/10 万，女性死亡率、标化死亡率均低于男性；分三大类疾病来看，全人群慢性病死亡率为 685.1/10 万(占总死亡的 88.5%)，伤害死亡率为 53.2/10 万(占总死亡的 6.9%)，传染病、母婴疾病和营养缺乏性疾病死亡率为 25.9/10 万(占总死亡的 3.4%)，这三类疾病女性死亡率、标化死亡率均低于男性(表 1-3-1)。从死亡构成来看，女性慢性病死亡构成略高于男性，伤害及传染病、母婴疾病和营养缺乏性疾病的死亡构成略低于男性。

表 1-3-1　2019 年中国人群三大类疾病死亡水平

疾病	合计			女性			男性		
	死亡率 (1/10 万)	标化率 (1/10 万)	构成 (%)	死亡率 (1/10 万)	标化率 (1/10 万)	构成 (%)	死亡率 (1/10 万)	标化率 (1/10 万)	构成 (%)
合计	774.4	595.2	100.0	661.9	457.4	100.0	883.6	742.1	100.0
传染病、母婴疾病和营养缺乏性疾病	25.9	19.3	3.4	21.6	14.2	3.3	30.2	24.8	3.4
慢性非传染性疾病	685.1	522.3	88.5	592.1	407.3	89.5	775.1	646.3	87.7
伤害	53.2	45.6	6.9	37.3	28.8	5.6	68.4	62.1	7.7
其他疾病	10.3	8.0	1.3	10.8	7.0	1.6	9.9	8.8	1.1

注：标化率以 2010 年第六次人口普查数据为标准人口进行计算。
数据来源：2019 年全国死因监测结果

二、死因谱

(一) 主要疾病死因谱

2019 年我国女性人群前十位死因分别是心脏病、脑血管疾病、恶性肿瘤、呼吸系统疾病、伤害、内分泌营养代谢疾病、消化系统疾病、神经系统疾病、泌尿生殖系统疾病、传染病(表1-3-2,图1-3-1)。女性和男性死因的主要区别:女性的心脏病位次高于男性,而恶性肿瘤的位次低于男性。

表 1-3-2　2019 年中国人群主要疾病死因顺位与构成比

顺位	合计		男性		女性	
	疾病	构成比(%)	疾病	构成比(%)	疾病	构成比(%)
1	恶性肿瘤	24.1	恶性肿瘤	26.9	心脏病	27.1
2	心脏病	23.8	脑血管疾病	21.5	脑血管疾病	23.2
3	脑血管疾病	22.2	心脏病	21.3	恶性肿瘤	20.2
4	呼吸系统疾病	10.6	呼吸系统疾病	10.8	呼吸系统疾病	10.4
5	伤害	6.9	伤害	7.7	伤害	5.6
6	内分泌营养代谢疾病	2.9	消化系统疾病	2.4	内分泌营养代谢疾病	3.6
7	消化系统疾病	2.2	内分泌营养代谢疾病	2.3	消化系统疾病	1.9
8	神经系统疾病	1.3	传染病	1.2	神经系统疾病	1.6
9	泌尿生殖系统疾病	1.1	神经系统疾病	1.2	泌尿生殖系统疾病	1.0
10	传染病	1.0	泌尿生殖系统疾病	1.1	传染病	0.7
11	精神障碍	0.4	精神障碍	0.4	精神障碍	0.5
12	肌肉骨骼和结缔组织疾病	0.3	肌肉骨骼和结缔组织疾病	0.2	肌肉骨骼和结缔组织疾病	0.5
13	血液造血免疫疾病	0.2	围生期疾病	0.2	血液造血免疫疾病	0.2
14	先天异常	0.2	先天异常	0.2	先天异常	0.2
15	围生期疾病	0.2	血液造血免疫疾病	0.2	围生期疾病	0.2
16	产科疾病	0.0	寄生虫病	0.0	产科疾病	0.0
17	寄生虫病	0.0	产科疾病	0.0	寄生虫病	0.0
18	诊断不明	1.2	诊断不明	1.0	诊断不明	1.5
19	其他疾病	1.5	其他疾病	1.4	其他疾病	1.6

数据来源:2019 年全国死因监测结果

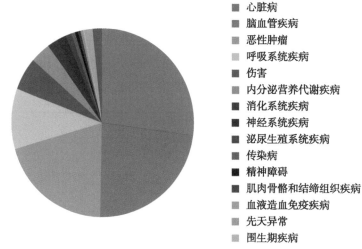

心脏病
脑血管疾病
恶性肿瘤
呼吸系统疾病
伤害
内分泌营养代谢疾病
消化系统疾病
神经系统疾病
泌尿生殖系统疾病
传染病
精神障碍
肌肉骨骼和结缔组织疾病
血液造血免疫疾病
先天异常
围生期疾病

图 1-3-1　2019 年中国女性人群死亡主要死因构成

数据来源：2019 年全国死因监测结果

（二）分年龄别死因谱

2019 年我国女性人群各年龄组主要疾病死因顺位与构成比情况（表 1-3-3），其中 0 岁组前三位死因分别是围生期疾病、先天异常、伤害（图 1-3-2）。随着年龄增加，在 1~14 岁的女性儿童青少年人群中，伤害和恶性肿瘤成为前两位死因，先天异常和呼吸系统疾病的顺位下降，神经系统疾病的顺位上升（图 1-3-3，图 1-3-4）。在 15~44 岁年龄组女性人群中，心脏病、脑血管疾病和消化系统疾病顺位上升至第 3~5 位（图 1-3-5）。在 45~64 岁年龄组女性人群中，恶性肿瘤为第一位死因，其后依次为脑血管疾病、心脏病、伤害、呼吸系统疾病（图 1-3-6）。在 65 岁及以上的老年女性人群中，前五位死因分别为心脏病、脑血管疾病、恶性肿瘤、呼吸系统疾病、伤害（图 1-3-7）。

表 1-3-3　2019 年中国不同年龄段女性人群主要疾病死因顺位与构成比

顺位	0 岁		1~4 岁		5~14 岁	
	疾病	构成比（%）	疾病	构成比（%）	疾病	构成比（%）
1	围生期疾病	46.1	伤害	41.2	伤害	43.0
2	先天异常	22.7	恶性肿瘤	12.6	恶性肿瘤	17.6
3	伤害	8.5	先天异常	12.4	神经系统疾病	10.3
4	呼吸系统疾病	8.0	呼吸系统疾病	9.2	先天异常	7.4
5	神经系统疾病	2.2	神经系统疾病	7.4	呼吸系统疾病	4.9
6	传染病	2.1	传染病	3.7	心脏病	3.7
7	恶性肿瘤	2.1	消化系统疾病	2.4	传染病	2.0

续表

顺位	0 岁		1~4 岁		5~14 岁	
	疾病	构成比（%）	疾病	构成比（%）	疾病	构成比（%）
8	消化系统疾病	1.7	心脏病	2.0	血液造血免疫疾病	1.6
9	心脏病	1.3	血液造血免疫疾病	1.5	肌肉骨骼和结缔组织疾病	1.2
10	内分泌营养代谢疾病	1.0	内分泌营养代谢疾病	1.2	泌尿生殖系统疾病	1.1
11	血液造血免疫疾病	0.7	泌尿生殖系统疾病	0.4	消化系统疾病	1.1
12	泌尿生殖系统疾病	0.1	肌肉骨骼和结缔组织疾病	0.3	内分泌营养代谢疾病	1.0
13	精神障碍	0.1	寄生虫病	0.0	脑血管疾病	0.8
14	肌肉骨骼和结缔组织疾病	0.1	精神障碍	0.0	精神障碍	0.4
15	脑血管疾病	0.0	脑血管疾病	0.0	寄生虫病	0.0
16	寄生虫病	0.0	产科疾病	0.0	产科疾病	0.0
17	产科疾病	0.0	围生期疾病	0.0	围生期疾病	0.0
18	诊断不明	2.8	诊断不明	5.2	诊断不明	2.7
19	其他疾病	0.5	其他疾病	0.9	其他疾病	1.4

数据来源：2019 年全国死因监测结果

表 1-3-3　2019 年中国不同年龄段女性人群主要疾病死因顺位与构成比（续）

顺位	15~44 岁		45~64 岁		65 岁及以上	
	疾病	构成比（%）	疾病	构成比（%）	疾病	构成比（%）
1	恶性肿瘤	34.7	恶性肿瘤	41.6	心脏病	30.0
2	伤害	25.8	脑血管疾病	17.0	脑血管疾病	25.0
3	心脏病	10.3	心脏病	15.4	恶性肿瘤	16.1
4	脑血管疾病	7.2	伤害	9.4	呼吸系统疾病	11.8
5	神经系统疾病	2.9	呼吸系统疾病	3.8	伤害	4.1
6	呼吸系统疾病	2.6	内分泌营养代谢疾病	3.5	内分泌营养代谢疾病	3.6
7	内分泌营养代谢疾病	2.1	消化系统疾病	1.9	消化系统疾病	1.9

续表

顺位	15~44 岁		45~64 岁		65 岁及以上	
	疾病	构成比(%)	疾病	构成比(%)	疾病	构成比(%)
8	泌尿生殖系统疾病	2.1	泌尿生殖系统疾病	1.7	神经系统疾病	1.6
9	传染病	2.1	传染病	1.2	泌尿生殖系统疾病	0.9
10	消化系统疾病	2.0	神经系统疾病	1.0	精神障碍	0.6
11	肌肉骨骼和结缔组织疾病	1.5	肌肉骨骼和结缔组织疾病	0.6	传染病	0.5
12	先天异常	1.5	精神障碍	0.4	肌肉骨骼和结缔组织疾病	0.4
13	精神障碍	0.9	血液造血免疫疾病	0.3	血液造血免疫疾病	0.2
14	产科疾病	0.9	先天异常	0.1	先天异常	0.0
15	血液造血免疫疾病	0.7	寄生虫病	0.0	寄生虫病	0.0
16	寄生虫病	0.0	产科疾病	0.0	产科疾病	0.0
17	围生期疾病	0.0	围生期疾病	0.0	围生期疾病	0.0
18	诊断不明	1.5	诊断不明	0.5	诊断不明	1.7
19	其他疾病	1.5	其他疾病	1.6	其他疾病	1.6

数据来源:2019 年全国死因监测结果

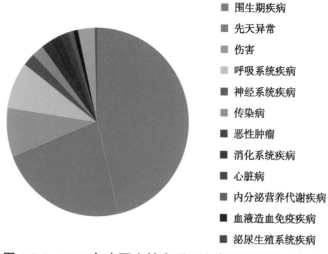

图 1-3-2　2019 年中国女性人群死亡主要死因构成(0 岁)

数据来源:2019 年全国死因监测结果

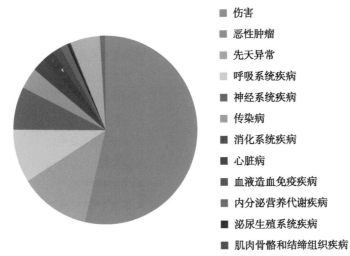

图例：
- 伤害
- 恶性肿瘤
- 先天异常
- 呼吸系统疾病
- 神经系统疾病
- 传染病
- 消化系统疾病
- 心脏病
- 血液造血免疫疾病
- 内分泌营养代谢疾病
- 泌尿生殖系统疾病
- 肌肉骨骼和结缔组织疾病

图 1-3-3 2019 年中国女性人群死亡主要死因构成（1~4 岁）

数据来源：2019 年全国死因监测结果

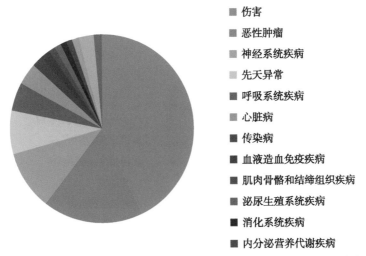

图例：
- 伤害
- 恶性肿瘤
- 神经系统疾病
- 先天异常
- 呼吸系统疾病
- 心脏病
- 传染病
- 血液造血免疫疾病
- 肌肉骨骼和结缔组织疾病
- 泌尿生殖系统疾病
- 消化系统疾病
- 内分泌营养代谢疾病

图 1-3-4 2019 年中国女性人群死亡主要死因构成（5~14 岁）

数据来源：2019 年全国死因监测结果

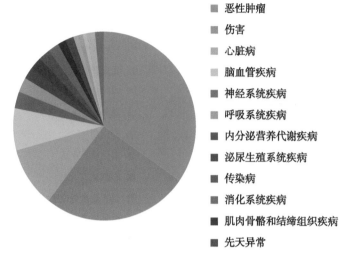

■ 恶性肿瘤

■ 伤害

■ 心脏病

■ 脑血管疾病

■ 神经系统疾病

■ 呼吸系统疾病

■ 内分泌营养代谢疾病

■ 泌尿生殖系统疾病

■ 传染病

■ 消化系统疾病

■ 肌肉骨骼和结缔组织疾病

■ 先天异常

图 1-3-5　2019 年中国女性人群死亡主要死因构成（15~44 岁）

数据来源：2019 年全国死因监测结果

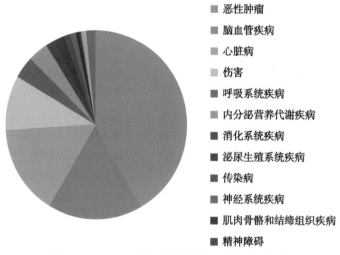

■ 恶性肿瘤

■ 脑血管疾病

■ 心脏病

■ 伤害

■ 呼吸系统疾病

■ 内分泌营养代谢疾病

■ 消化系统疾病

■ 泌尿生殖系统疾病

■ 传染病

■ 神经系统疾病

■ 肌肉骨骼和结缔组织疾病

■ 精神障碍

图 1-3-6　2019 年中国女性人群死亡主要死因构成（45~64 岁）

数据来源：2019 年全国死因监测结果

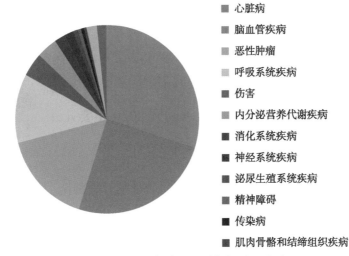

图 1-3-7　2019 年中国女性人群死亡主要
死因构成（65 岁及以上）

数据来源：2019 年全国死因监测结果

三、儿童死亡状况

新中国成立初期,婴儿死亡率高达 200‰。随着社会的进步和卫生健康事业的发展,我国新生儿死亡率、婴儿死亡率和 5 岁以下儿童死亡率分别从 1991 年的 33.1‰、50.2‰ 和 61.0‰,下降至 2019 年的 3.5‰、5.6‰ 和 7.8‰,分别下降了 89.4%、88.8% 和 87.2%（图 1-3-8）。

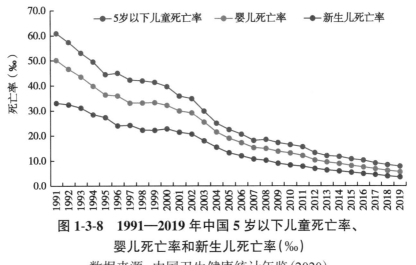

图 1-3-8　1991—2019 年中国 5 岁以下儿童死亡率、
婴儿死亡率和新生儿死亡率（‰）

数据来源：中国卫生健康统计年鉴（2020）

（一）婴儿死亡状况

1. **婴儿死亡率**　2019 年我国婴儿死亡率为 5.6‰，比 1991 年下降了 88.8%。农村和城市婴儿死亡率分别为 6.6‰ 和 3.4‰，比 1991 年分别下降了 88.6% 和 80.3%（图 1-3-9）。2013 年我国婴儿死亡率为 9.5‰，提前 7 年实现《中国儿童发展纲要（2011-2020 年）》中要求的到 2020 年婴儿死亡率控制在 10‰ 以下这一目标。

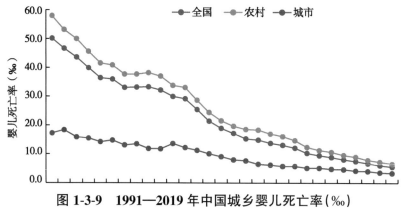

图 1-3-9　1991—2019 年中国城乡婴儿死亡率（‰）

数据来源：中国统计年鉴（2014），中国卫生健康统计年鉴（2020）

2. **婴儿死亡原因**　2019 年我国婴儿死亡前 5 位的原因中，早产或低出生体重占 16.1%，出生窒息占 14.7%，肺炎占 13.3%，先天性心脏病占 10.7%，意外窒息占 8.6%。城市和农村地区与全国死因构成情况相似，区别在于第 5 位死因，城市地区为败血症，农村地区为意外窒息（图 1-3-10～图 1-3-12）。

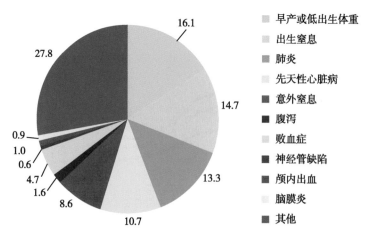

图 1-3-10　2019 年中国婴儿主要死亡原因构成（%）

数据来源：2020 全国妇幼健康信息分析报告

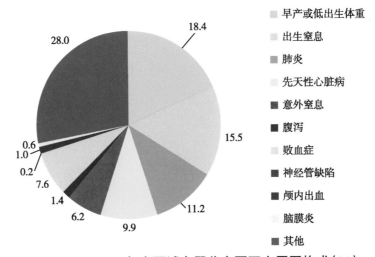

图 1-3-11　2019 年中国城市婴儿主要死亡原因构成（%）
数据来源：2020 全国妇幼健康信息分析报告

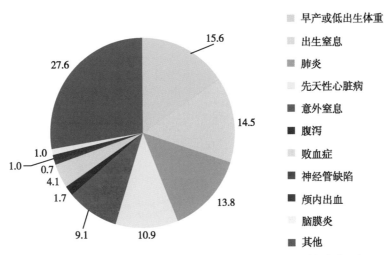

图 1-3-12　2019 年中国农村婴儿主要死亡原因构成（%）
数据来源：2020 全国妇幼健康信息分析报告

3. **婴儿主要死因别死亡率**　2000—2019 年，我国婴儿主要死因别死亡率出现较大幅度下降，以早产或低出生体重、出生窒息、肺炎、腹泻、神经管缺陷等下降最为明显，降幅达 85% 以上。2019 年我国婴儿死亡前 5 种主要死因别死亡率分别为早产或低出生体重 89.6/10 万、出生窒息 81.7/10 万、肺炎 74.0/10 万、先天性心脏病 59.6/10 万、意外窒息 47.6/10 万（图 1-3-13）。

（二）5 岁以下儿童死亡状况

1. **5 岁以下儿童死亡率**　2019 年我国 5 岁以下儿童死亡率为 7.8‰，比

1991 年下降了 87.2%。农村和城市 5 岁以下儿童死亡率分别为 9.4‰ 和 4.1‰,比 1991 年分别下降了 86.8% 和 80.4%(图 1-3-14)。联合国千年发展目标要求到 2015 年,5 岁以下儿童死亡率要在 1990 年基础上下降 2/3,我国于 2007 年提前 8 年实现了这一目标。

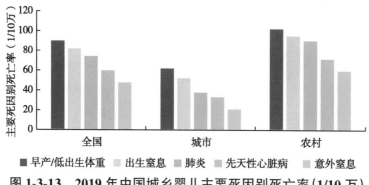

图 1-3-13　2019 年中国城乡婴儿主要死因别死亡率(1/10 万)

数据来源:中国卫生健康统计年鉴(2020)

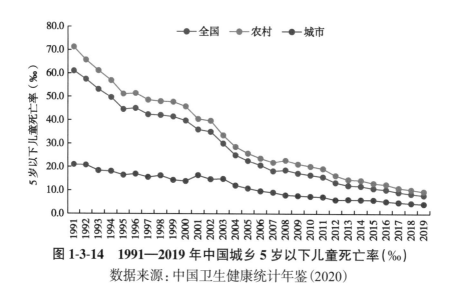

图 1-3-14　1991—2019 年中国城乡 5 岁以下儿童死亡率(‰)

数据来源:中国卫生健康统计年鉴(2020)

　　2. 5 岁以下儿童死亡原因　2019 年我国 5 岁以下儿童死亡前 5 位的原因中,肺炎占 11.8%,早产或低出生体重占 11.5%,出生窒息占 10.4%,先天性心脏病占 9.2%,意外窒息占 7.3%。城市和农村相似,但也存在差异:城市地区第一位死因是早产或低出生体重、第五位死因是败血症,而农村地区第一位死因是肺炎、第五位死因是溺水(图 1-3-15~ 图 1-3-17)。

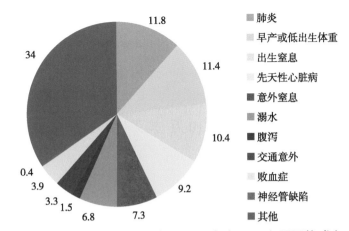

图 1-3-15 2019 年中国 5 岁以下儿童主要死亡原因构成（%）

数据来源：2020 全国妇幼健康信息分析报告

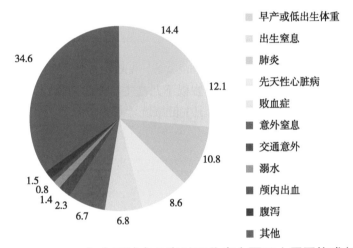

图 1-3-16 2019 年中国城市 5 岁以下儿童主要死亡原因构成（%）

数据来源：2020 全国妇幼健康信息分析报告

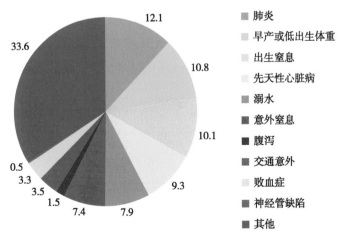

图 1-3-17 2019 年中国农村 5 岁以下儿童主要死亡原因构成（%）

数据来源：2020 全国妇幼健康信息分析报告

3. 5岁以下儿童主要死因别死亡率 2000—2019年,全国5岁以下儿童主要死因别死亡率均呈不同程度下降,尤以早产或低出生体重、肺炎、出生窒息、腹泻和神经管缺陷死亡率下降较明显,下降幅度达到85%以上。2019年全国5岁以下儿童死亡的前5种主要死因别死亡率分别为肺炎92.0/10万、早产或低出生体重88.5/10万、出生窒息80.7/10万、先天性心脏病71.05/10万、意外窒息56.6/10万(图1-3-18)。

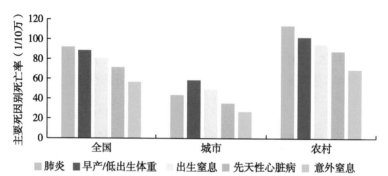

图1-3-18 2019年中国城乡5岁以下儿童主要死因别死亡率(1/10万)

数据来源:中国卫生健康统计年鉴(2020)

四、孕产妇死亡状况

(一)城乡孕产妇死亡率及变化趋势

2019年我国孕产妇死亡率为17.8/10万,城市、农村分别为16.5/10万、18.6/10万。与2010年比较,孕产妇死亡率下降了40.7%,城市和农村分别下降了44.4%和38.2%。农村孕产妇死亡率下降明显,城乡差距逐渐缩小(图1-3-19)。

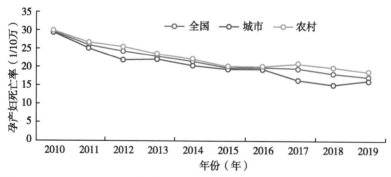

图1-3-19 2010—2019年中国城乡孕产妇死亡率(1/10万)变化趋势

数据来源:中国卫生健康统计年鉴(2020)

（二）孕产妇主要死亡原因和死亡率

2019 年,产科出血、妊娠合并心脏病、妊娠期高血压疾病、羊水栓塞和静脉血栓及肺栓塞症位居我国孕产妇死亡原因的前五位。城市地区妊娠合并心脏病已成为孕产妇死亡的首要原因,其次为产科出血、妊娠期高血压疾病、羊水栓塞和肺炎;产科出血仍为农村地区的首要死亡原因,其次为妊娠期高血压疾病、妊娠合并心脏病、静脉血栓及肺栓塞症和羊水栓塞(图 1-3-20)。

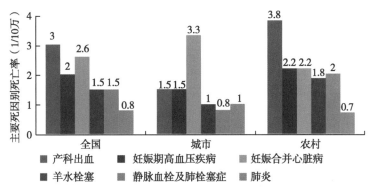

图 1-3-20 2019 年全国及城乡孕产妇主要死因别死亡率(1/10 万)
数据来源:中国卫生健康统计年鉴(2020)

（三）孕产妇死亡原因构成比

2019 年我国直接产科原因(产科出血、妊娠期高血压疾病、羊水栓塞和产褥感染)导致的孕产妇死亡比例,占 38.6%,间接产科死因(心脏病、肝病等)占比为61.4%,城市和农村与全国相似。我国孕产妇前三位死因为产科出血、心脏病和妊娠期高血压疾病,城市前三位死因为心脏病、产科出血和妊娠期高血压疾病,农村分别为产科出血、妊娠期高血压疾病和心脏病(图 1-3-21~ 图 1-3-23)。

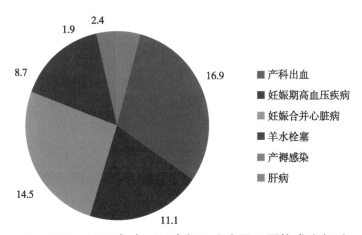

图 1-3-21 2019 年中国孕产妇死亡主要死因构成比(%)
数据来源:中国卫生健康统计年鉴(2020)

25

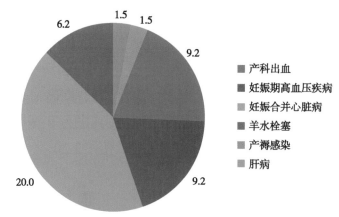

图 1-3-22　2019 年中国城市孕产妇死亡主要死因构成比（%）

数据来源：中国卫生健康统计年鉴（2020）

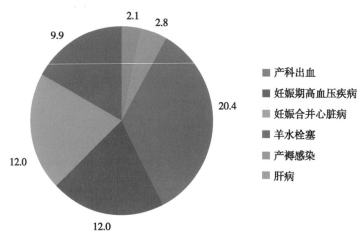

图 1-3-23　2019 年中国农村孕产妇死亡主要死因构成比（%）

数据来源：中国卫生健康统计年鉴（2020）

五、女性特有疾病死亡趋势

2009—2019 年我国女性人群乳腺癌标化死亡率总体变化稳定，略有下降，从 2009 年的 7.5/10 万降到 2019 年的 7.1/10 万（图 1-3-24）。

2009—2019 年我国女性人群宫颈癌标化死亡率先上升后逐渐下降趋势，从 2009 年的 3.4/10 万上升到 2017 年的 5.5/10 万再下降到 2019 年的 4.9/10 万（图 1-3-25）。

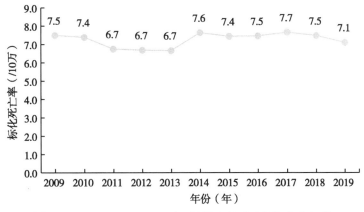

**图 1-3-24　2009—2019 年中国女性人群乳腺癌标化
死亡率变化趋势**

数据来源:2009—2019 年全国死因监测结果

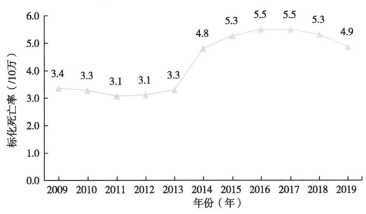

**图 1-3-25　2009—2019 年中国女性人群宫颈癌标化
死亡率变化趋势**

数据来源:2009—2019 年全国死因监测结果

第四节　期望寿命和疾病负担

一、期望寿命与健康期望寿命

2009—2019 年我国人群期望寿命呈稳步上升趋势,全人群的期望寿命从
2009 年的 74.4 岁上升至 2019 年的 77.4 岁,男性期望寿命从 2009 年的 71.9 岁
上升到 2019 年的 75.1 岁,女性期望寿命从 2009 年的 77.1 岁上升到 2019 年的
80.1 岁,2009—2019 年女性期望寿命始终高于男性(图 1-4-1)。

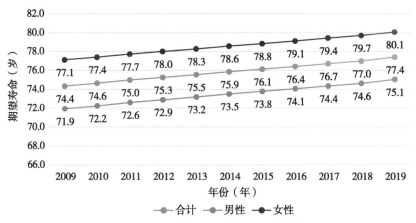

图 1-4-1 2009—2019 年中国人群期望寿命变化趋势

数据来源:2009—2019 年全国死因监测结果

　　2009—2019 年我国人群健康期望寿命呈稳步上升趋势,全人群的健康期望寿命从 2009 年的 66.2 岁上升至 2019 年的 68.5 岁,男性健康期望寿命从 2009 年的 65.0 岁上升到 2019 年的 67.5 岁,女性健康期望寿命从 2009 年的 67.6 岁上升到 2019 年的 69.7 岁,2009—2019 年女性健康期望寿命始终高于男性 (图 1-4-2)。

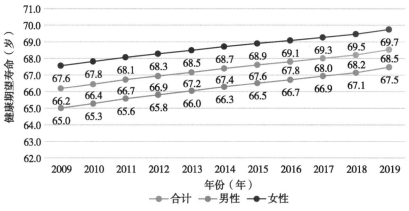

图 1-4-2 2009—2019 年中国人群健康期望寿命变化趋势

数据来源:2009—2019 年全国死因监测结果

二、女性疾病负担

(一)疾病别早死损失寿命年顺位

2019 年我国女性因过早死亡导致寿命损失达 8 447.5 万人年,其中导致疾病别早死损失寿命年(years of life lost,YLL)最多的疾病为卒中(YLL 数为 1 528.1 万人年,占总 YLL 数的 18.1%),其次是缺血性心脏病(1 272.0 万人年, 15.1%)、慢性阻塞性肺疾病(COPD)(604.9 万人年,7.2%)、肺癌(510.0 万人年, 6.0%)、胃癌(264.6 万人年,3.1%)和乳腺癌(262.3 万人年,3.1%)等(表 1-4-1)。

表 1-4-1　2019 年中国女性人群疾病别 YLL 水平

顺位	疾病	YLL 绝对值 (万人年)	YLL 率 (人年 /10 万)	YLL 标化率 (人年 /10 万)
1	卒中	1 528.1	2 190.7	1 447.3
2	缺血性心脏病	1 272.0	1 823.5	1 160.7
3	慢性阻塞性肺疾病	604.9	867.1	518.0
4	肺癌	510.0	731.1	541.5
5	胃癌	264.6	379.3	283.0
6	乳腺癌	262.3	376.1	309.7
7	阿尔茨海默病	257.4	369.0	200.9
8	道路伤害	241.2	345.9	340.7
9	高血压心脏病	222.0	318.3	193.3
10	结直肠癌	211.7	303.6	229.0
11	慢性肾病	185.1	265.4	196.3
12	糖尿病	168.7	241.9	170.7
13	新生儿疾病	164.2	235.3	244.4
14	下呼吸道感染	158.4	227.0	175.1
15	宫颈癌	157.4	225.7	189.0
16	自残	146.8	210.4	196.1

注:标化率以 2010 年第六次人口普查数据为标准人口进行计算。
数据来源:2019 年中国分省疾病负担研究结果

(二)疾病别伤残损失寿命年(YLD)顺位

2019 年我国女性非致死性疾病导致寿命损失达 8 428.4 万人年,其中导致 YLD 最多的疾病为下背痛(YLD 数为 602.7 万人年,占总 YLD 数的 7.2%), 其次是年龄相关及其他原因听力损失(513.4 万人年,6.1%)、头痛症(474.1 万人年,5.6%)、抑郁症(472.3 万人年,5.6%)及妇科疾病(434.8 万人年,5.2%)等 (表 1-4-2)。

表 1-4-2 2019 年中国女性人群疾病别 YLD 水平

顺位	疾病	YLD 绝对值 （万人年）	YLD 率 （人年 /10 万）	YLD 标化率 （人年 /10 万）
1	下背痛	602.7	864.0	757.4
2	年龄相关及其他原因听力损失	513.4	736.0	597.4
3	头痛症	474.1	679.6	680.3
4	抑郁症	472.3	677.1	617.1
5	妇科疾病	434.8	623.3	645.1
6	其他肌肉骨骼疾病	397.8	570.2	506.3
7	颈部痛	391.0	560.6	500.2
8	卒中	356.5	511.1	385.3
9	糖尿病	298.0	427.2	341.0
10	内分泌、代谢、血液和免疫紊乱	293.7	421.0	368.8
11	慢性阻塞性肺疾病	282.9	405.6	303.4
12	骨关节炎	282.8	405.4	313.1
13	焦虑症	275.0	394.3	395.8
14	失明及视力损失	264.6	379.3	287.9
15	口腔疾病	239.5	343.3	287.5
16	跌倒	170.4	244.3	197.4

注：标化率以 2010 年第六次人口普查数据为标准人口进行计算。
数据来源：2019 年中国分省疾病负担研究结果

（三）导致伤残调整寿命年（DALY）的危险因素顺位

2019 年，代谢、环境和行为三大类危险因素导致女性人群的伤残调整寿命年损失达 10 223.8 万人年，占总 DALY 的 60.6%。其中高收缩压是影响我国女性人群健康最主要的危险因素，其造成的 DALY 在所有危险因素中占比最高，其次是饮食风险、空气污染、高空腹血糖和烟草（表 1-4-3）。

表 1-4-3 2019 年中国女性人群危险因素 DALY 水平

顺位	疾病	DALY 绝对值 （万人年）	DALY 率 （人年 /10 万）	DALY 标化率 （人年 /10 万）
1	高收缩压	2 250.3	3 226.1	2 327.3
2	饮食风险	1 706.3	2 446.2	1 819.0
3	空气污染	1 689.5	2 422.2	1 795.9

顺位	疾病	DALY 绝对值 （万人年）	DALY 率 （人年 /10 万）	DALY 标化率 （人年 /10 万）
4	高空腹血糖	1 214.9	1 741.7	1 292.1
5	烟草	1 150.6	1 649.5	1 209.7
6	高 BMI 指数	1 057.7	1 516.4	1 172.5
7	高低密度胆固醇	779.6	1 117.6	823.9
8	职业风险	570.4	817.7	707.2
9	肾功能不全	614.9	881.5	665.5
10	儿童和孕产妇营养不良	335.0	480.3	486.1

注：标化率以 2010 年第六次人口普查数据为标准人口进行计算。
数据来源：2019 年中国分省疾病负担研究结果

第五节　小　　结

本章是关于人口与健康基本情况的数据报告，包括人口总体情况、出生情况、死亡情况、期望寿命和疾病负担等。现将本章主要内容小结如下：

1. 长期以来，我国女性人口规模不断上升，人口性别分布较为均衡。

➢ 新中国成立以来，我国女性人口总数保持总体上升趋势，从 1960 年的 3.2 亿人上升为 2019 年的 6.8 亿人，相比 1960 年翻了一番。

➢ 人口性别占比稳定，女性人口占比始终保持在 48.4%~48.7% 的区间。

➢ 年龄结构方面，我国女性人口老龄化、高龄化特征显著，预期寿命和健康预期寿命及其增长显著，反映出我国女性人口的健康潜力。

➢ 就业方面，我国 15 岁及以上女性人口就业率低于男性，且下降幅度大于男性，凸显我国性别间就业水平的不均衡。但从女性就业结构角度看，女性就业情况在持续改善。

➢ 教育方面，我国大专及以上的高等教育学历女性人口规模增长十分迅速，提示我国女性总体受教育水平的逐步提高。

➢ 我国女性人口的健康脆弱性显著，与男性相比，我国女性的平均伤残期、带病生存期相对较长。

2. 新中国成立以来,我国人口出生率和生育率变化跌宕起伏,总体呈现下降趋势。

➤ 新中国成立以来,我国出现了三次人口出生高峰,分别是 1954 年、1963 年和 1987 年,最高峰值为 1963 年的 2 954 万人。

➤ 20 世纪 70 年代以来,生育率总体呈现不断下降趋势,20 世纪 90 年代我国生育率跌入更替水平以下,并持续走低。

➤ 2020 年我国生育率降为 1.3,达到极低生育率水平。

3. 我国女性人群死亡率、孕产妇死亡率、婴儿死亡率、5 岁以下儿童死亡率持续降低。

➤ 2019 年我国女性人群总标化死亡率为 457.4/10 万,比 2009 年的 600.6/10 万下降了 23.8%。

➤ 2019 年我国女性前 10 位死因分别是心脏病、脑血管疾病、恶性肿瘤、呼吸系统疾病、伤害、内分泌营养代谢疾病、消化系统疾病、神经系统疾病、泌尿生殖系统疾病、传染病。

➤ 2019 年我国婴儿死亡率为 5.6‰,比 1991 年下降了 88.8%,导致婴儿死亡的前 5 位原因分别是早产或低出生体重、出生窒息、肺炎、先天性心脏病和意外窒息。

➤ 2019 年我国 5 岁以下儿童死亡率为 7.8‰,比 1991 年下降了 87.2%,导致儿童死亡的前 5 位原因分别是肺炎、早产或低出生体重、出生窒息、先天性心脏病和意外窒息。

➤ 2019 年我国孕产妇死亡率为 17.8/10 万,比 2010 年下降了 40.7%,导致孕产妇死亡的前 5 位原因分别是产科出血、妊娠合并心脏病、妊娠期高血压疾病、羊水栓塞和静脉血栓及肺栓塞症。

4. 我国女性期望寿命与健康期望寿命持续上升,疾病负担不容忽视。

➤ 2019 年,我国女性期望寿命为 80.1 岁,健康期望寿命为 69.7 岁,女性期望寿命与健康期望寿命均呈稳步上升趋势,且均高于男性。

➤ 2019 年,我国女性因过早死亡导致早死损失寿命年(YLL)达 8 447.5 万人年,脑卒中、缺血性心脏病、慢性阻塞性肺疾病、肺癌和胃癌是导致我国女性 YLL 前 5 位因素,严重影响女性期望寿命的增长。

➤ 2019 年,我国女性非致死性疾病导致伤残损失寿命年(YLD)达 8 428.4 万人年,下背痛、听力损失、头痛症、抑郁症及妇科疾病是导致我国女性 YLD 的前 5 位因素,严重影响女性生命质量。

➢ 2019 年,高收缩压、饮食风险、空气污染、高空腹血糖和烟草是影响我国女性人群健康最重要的前 5 位危险因素。

参 考 文 献

1. 郑晓瑛,陈功. 中国残疾人口老龄化和老龄人口残疾化发展趋势和政策建议, 2008.
2. 马妍. 吉年生吉子? 中国生肖偏好的实证研究——基于 1949-2008 年出生人. 人口研究, 2010, 34 (5): 104-112.
3. 贺丹, 张许颖, 庄亚儿, 等. 2006-2016 年中国生育状况报告——基于 2017 年全国生育状况抽样调查数据分析. 人口研究, 2018, 42 (6): 35-45.

第二章

不同生命周期女性健康状况

　　健康是人类生存和发展的重要影响因素,而女性健康状况不仅直接影响到整个人群的健康水平,还关系到整个社会和家庭的和谐与稳定。女性一生中要经历女童期、青春期、成年期(育龄期)和更老年期等多个时期。女性一生中每一时期的健康状况都以生命前一时期的健康状况为基础,同时又影响着下一时期的健康,如果某一时期的健康问题被疏忽,其不良影响不仅直接影响女性本时期的健康,而且会在下一生命周期反映出来,因此,如果不能在女性全生命周期的适当时期保障其健康问题,则可能会造成后期更为严重的身心健康影响,或在之后一生健康中会付出更大的代价。

　　女童健康是女性健康的起点,成年女性面临的许多健康问题均来源于孕产期和女童期的生命早期。青春期是女性生长发育和生殖发育的关键时期,是女性一生中死亡和伤残发生率最低的时期,常被认为是一生最健康的阶段,从而易被忽视。但青少年是从女童期过渡到成年期的重要阶段,特别是性器官和功能发育的主要时期,其健康状况和保健维护必然影响到成人后的一生健康,且青少年时期养成的健康生活习惯也会有助于成年后女性积极健康生活方式并减少在更老年期发生慢性病等健康问题。生育期女性健康,特别是孕产妇健康,既与其自身有关,又将惠及其后代在儿童期、青春期及成年期的健康。随着女性寿命的延长,女性一生中有 1/3~1/2 的时间是处于更老年期,更老年期的健康状况对于女性的生活质量起到至关重要的作用。因此,积极预防、发现和处理我国女性在不同生命周期的健康状况和主要健康问题,不仅有利于提高女性自身、子代的健康水平和出生人口素质,而且还将会对我国社会经济发展起到重大的影响。

第一节　青春期健康状况

一、生长发育

(一)身高

　　2019 年中国城市女生各年龄段平均身高均高于乡村女生,其中 7~12 岁女生平均身高差距最大,城市女生比乡村女生高 1.57cm,16~18 岁女生平均身高差距最小,城市女生比乡村女生高 1.30cm(图 2-1-1)。

　　13~15 岁女生平均身高较 7~12 岁女生平均身高增长了 18.65cm,而 16~18 岁女生平均身高较 13~15 岁女生平均身高只增长了 1.22cm(图 2-1-1)。

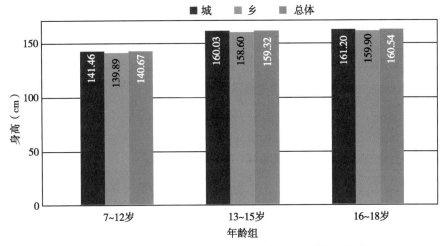

图 2-1-1　2019 年中国 7~18 岁城乡女生平均身高

数据来源:全国学生体质健康监测中心

北方地区女生平均身高高于南方地区女生,尤其是东部山东地区女生平均身高最高,东南部及西南部地区的女生平均身高较低,而上海和江苏地区的女生平均身高高于其他南方地区。

在 1985—2019 年间,女生的平均身高稳步提高。三十五年间城市女生平均身高均高于乡村女生平均身高,但差距稳步缩小,1985 年城市女生平均身高比乡村女生平均身高增加 3.58cm,到 2019 年城市女生平均身高与乡村女生平均身高差缩小至 1.47cm(图 2-1-2)。

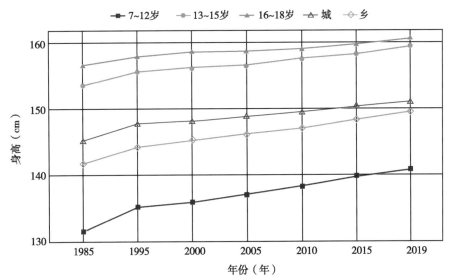

图 2-1-2　1985—2019 年中国 7~18 岁城乡女生平均身高

数据来源:全国学生体质健康监测中心

（二）体重

2019 年中国 7~18 岁城市女生平均体重均高于乡村女生（图 2-1-3）。13~15 岁的女生平均体重比 7~12 岁女生增加了 17.10kg，而 16~18 岁的女生平均体重比 13~15 岁女生只增长了 2.34kg，符合青春期女生生长突增的自然规律（图 2-1-3）。

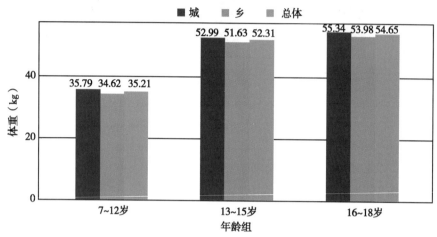

图 2-1-3　2019 年中国 7~18 岁城乡女生平均体重
数据来源：全国学生体质健康监测中心

北方地区女生平均体重高于南方地区女生，尤其是东部山东地区女生平均体重最高，东南部以及西南部地区的女生平均体重较低，而上海和江苏地区的女生平均体重高于南方其他地区。山东地区女生的平均体重均高于其他省份，女生平均体重最高的省份为山东、天津、辽宁、黑龙江。

在 1985—2019 年间，16~18 岁女生平均体重最高，其次是 13~15 岁女生，最低的是 7~12 岁女生。所有年龄段女生在 1985—2019 年间的平均体重均呈增长趋势。1985—2019 年间，7~12 岁和 13~15 岁女生平均体重变化曲线近似平行，变化趋势相同，在 1985—1995 年间出现显著增长，1995 年后缓慢增长；1985—2019 年间 16~18 岁女生平均体重亦呈增长趋势，2000 年后增长变缓，与 13~15 岁女生平均体重差距随时间增加逐渐变小。城市女生平均体重在 1985—2019 年间始终高于乡村女生，两者发展趋势类似，均为持续增长，但城市女生平均体重增长快于乡村女生，两者平均体重差值逐渐增大，2005 年后乡村女生平均体重增长速度超过城市女生，两者平均体重差值逐渐减小（图 2-1-4）。

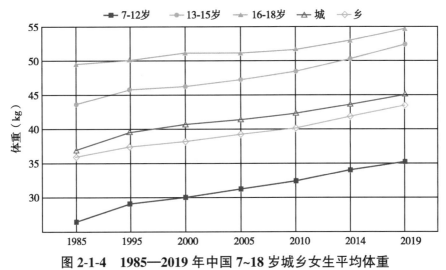

图 2-1-4　1985—2019 年中国 7~18 岁城乡女生平均体重

数据来源：全国学生体质健康监测中心

（三）月经初潮年龄

2010 年、2014 年和 2019 年不同年龄段女生的月经初潮发生率如图 2-1-5 所示。对于 9~14 岁女生而言，月经初潮发生率总体表现为 2019 年>2014 年>2010 年，例如在 9 岁组中，月经初潮发生率在 2010 年、2014 年和 2019 年分别为 0.7%、1.1% 和 2.5%，在 11 岁组中，发生率也从 2010 年的 17.6% 上升到 2014 年的 26.7%，再到 2019 年的 31.0%。在 14 岁之后，各年份月经初潮发生率基本都达到 95% 以上（表 2-1-1）。城市和乡村女生月经初潮平均年龄的变化趋势表现出不同的特点。城市女生的月经初潮平均年龄从 2010 年的 12.35 岁提前到 2019 年的 12.10 岁，年平均变化量为 –0.03 岁（$P<0.001$），其中 2010—2014 年平均每年提前 0.07 岁（$P<0.001$），但在 2014—2019 年间，出现了小幅度的反弹，月经初潮平均年龄平均每年推迟约 0.01 岁（$P<0.001$）。而乡村女生的月经初潮平均年龄从 2010 年的 12.59 岁提前到 2019 年的 12.00 岁，平均每年提前 0.07 岁（$P<0.001$），并且在 2010—2014 年和 2014—2019 年两个时间段也都表现为提前趋势，年平均变化量分别为 –0.08 岁和 –0.05 岁（均 $P<0.001$），见表 2-1-1。

六个地区中，华北、东北、华东、中南和西南地区和总体有相似的趋势，月经初潮年龄从 2010—2019 年呈现持续提前趋势，年平均变化量分别为 –0.03 岁、–0.07 岁、–0.04 岁、–0.04 岁、–0.07 岁 和 –0.06 岁（均 $P<0.001$），其 中 2010—2014 年的变化较为明显，平均每年提前 0.06 岁到 0.10 岁不等，而 2014—2019 年间变化更小，尤其是华北地区和华东地区，2014 年与 2019 年的月经初潮平均

年龄已差异无统计学意义。而西北地区则相反,月经初潮平均年龄从 2010 年的 12.84 岁提前到 2019 年的 12.27 岁,与 2010—2014 年平均每年提前 0.04 岁相比,2014—2019 年的变化更为明显,年平均变化量达 –0.08 岁($P<0.001$),见表 2-1-1。

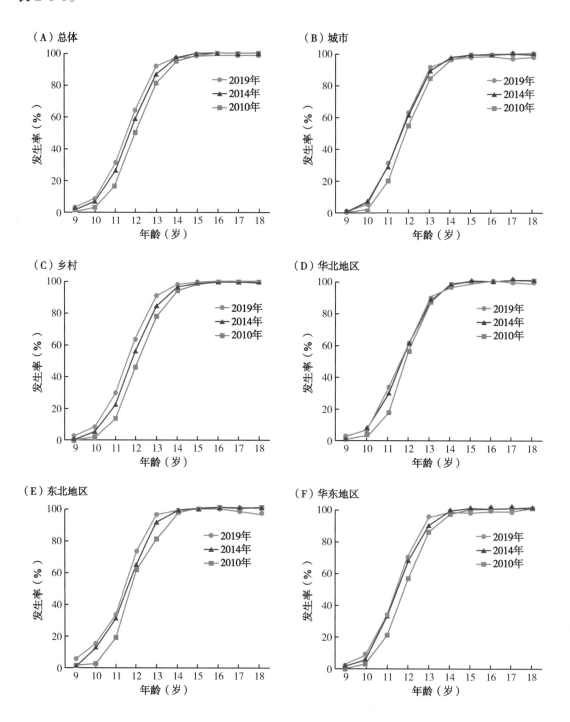

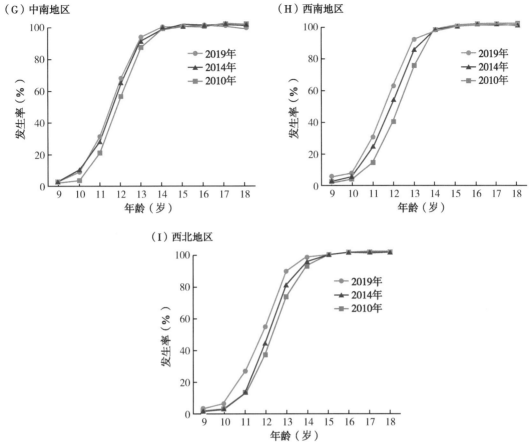

图 2-1-5 2010、2014 和 2019 年中国 9~18 岁汉族女生各年龄段
月经初潮发生率比较(%)

数据来源：全国学生体质健康监测中心

表 2-1-1 2010、2014 和 2019 年中国城乡和不同地区 9~18 岁
汉族女生月经初潮平均年龄变化情况(岁)

项目	月经初潮平均年龄(95% CI)			年平均变化量		
	2010 年	2014 年	2019 年	2010—2019 年	2010—2014 年	2014—2019 年
城乡						
城市	12.35 (11.64,13.01)	12.07 (11.76,12.37)	12.10 (10.58,13.28)	−0.03**	−0.07**	0.01**
乡村	12.59 (12.36,12.82)	12.26 (12.08,12.44)	12.00 (11.32,12.63)	−0.07**	−0.08**	−0.05**

续表

项目	月经初潮平均年龄 (95% CI)			年平均变化量		
	2010 年	2014 年	2019 年	2010—2019 年	2010—2014 年	2014—2019 年
地区						
华北地区	12.35 (12.06, 12.63)	12.09 (12.05, 12.14)	12.10 (11.02, 12.99)	−0.03**	−0.06**	−0.00
东北地区	12.34 (11.91, 12.74)	11.94 (11.82, 12.06)	11.74 (9.73, 13.09)	−0.07**	−0.10**	−0.04**
华东地区	12.33 (12.23, 12.43)	11.97 (11.85, 12.09)	11.96 (10.94, 12.79)	−0.04**	−0.09**	−0.00
中南地区	12.38 (12.12, 12.62)	12.06 (11.87, 12.24)	12.03 (11.08, 12.89)	−0.04**	−0.08**	−0.00*
西南地区	12.68 (12.47, 12.88)	12.30 (12.15, 12.44)	12.08 (11.36, 12.74)	−0.07**	−0.10**	−0.04**
西北地区	12.84 (12.36, 13.28)	12.67 (12.38, 12.96)	12.27 (11.65, 12.85)	−0.06**	−0.04**	−0.08**
合计	12.47 (12.09, 12.83)	12.17 (11.95, 12.38)	12.05 (10.82, 13.08)	−0.05**	−0.08**	−0.02**

注：*P<0.05，**P<0.001。数据来源：全国学生体质健康监测中心

二、身体体质

(一) 速度

2019 年, 中国 7~18 岁城市女生均比乡村女生 50 米跑速度更快 (图 2-1-6)。

13~15 岁女生 50 米跑速度最快, 其次是 16~18 岁, 速度最慢的是 7~12 岁的女生 (图 2-1-6)。

东部地区女生 50 米跑速度快于西部地区女生, 而像中部、东北部地区的女生 50 米跑速度普遍更慢。

虽然整体上 7~12 岁女生 50 米跑速度显著慢于 13~15 岁以及 16~18 岁女生, 但是在 1985—1995 年, 所有年龄段女生 50 米跑速度骤然提升, 而 1995—2000 年她们的 50 米跑速度又逐渐降低。自 2000 年以来, 7~12 岁女生 50 米跑

速度趋于稳定状态,而 13~15 岁以及 16~18 岁的女生在 2000—2005 年间 50 米跑速度再次逐渐下降,从 2005 年往后保持稳定,并在 2011 年左右出现了交叉,即 13~15 岁女生 50 米跑速度缓慢提升而 16~18 岁女生反而缓慢下降。城市女生的 50 米跑速度在 1985—2019 年均比乡村女生快,但两者的差距在 1995 年经历了速度骤然提升后逐渐减小,到 2000 年两地区的女生 50 米跑速度接近(图 2-1-7)。

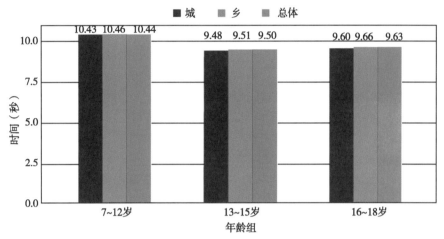

图 2-1-6　2019 年中国 7~18 岁城乡女生 50 米跑成绩(秒)

数据来源:全国学生体质健康监测中心

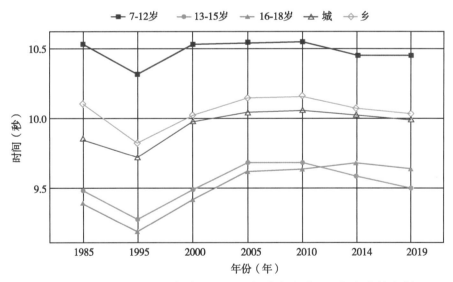

图 2-1-7　1985—2019 年中国 7~18 岁城乡女生 50 米跑成绩(秒)

数据来源:全国学生体质健康监测中心

(二)力量

2019 年,中国 7~12 岁城市女生握力水平与乡村女生接近,但 13~15 岁及 16~18 岁城市女生握力水平显著低于乡村女生(图 2-1-8)。

16~18 岁的女生握力水平高于 13~15 岁女生,而 7~12 岁的女生握力显著下降(图 2-1-8)。

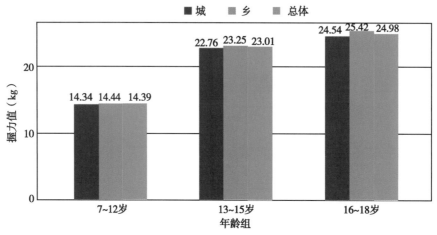

图 2-1-8 2019 年中国 7~18 岁城乡女生握力值(kg)
数据来源:全国学生体质健康监测中心

北方地区女生握力强于南方地区女生,尤其是中部河南地区以及内蒙古和河北地区女生握力水平最高,而像东部、东南部以及西南部地区的女生握力水平较低。

在 2000—2019 年间,16~18 岁女生握力水平最高,其次是 13~15 岁女生,最低的是 7~12 岁女生。但是所有年龄段女生在 2000—2005 年的握力水平均有小幅度提高,在 2005—2010 年均趋于稳定。在 2010—2019 年间,7~12 岁女生握力水平仍继续保持小幅度升高,而 13~15 岁女生的握力水平仍保持稳定,16~18 岁女生的握力水平却小幅度下降。城市女生握力水平在 2000—2019 年间始终低于乡村女生,两者发展趋势类似,在 2000—2005 年均保持小幅度升高,但是在 2005—2010 年间城市女生握力水平继续小幅度升高,而乡村女生握力水平保持稳定,两者差距逐渐减小。在 2010—2019 年间城乡女生的握力水平继续保持稳定状态(图 2-1-9)。

(三)耐力

2019 年,中国 7~18 岁城市女生均比乡村女生的耐力更强,且城市女生的耐力已超越总体(图 2-1-10)。

13~15 岁与 16~18 岁的女生耐力相仿,均处于较高水平,而 7~12 岁的女生耐力值较低(图 2-1-10)。

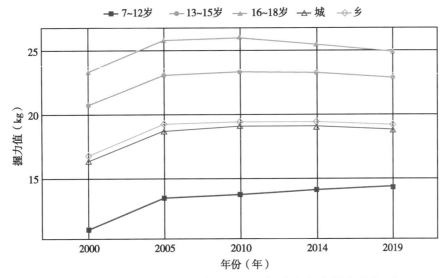

图 2-1-9　2000—2019 年中国 7~18 岁城乡女生握力值（kg）
数据来源：全国学生体质健康监测中心

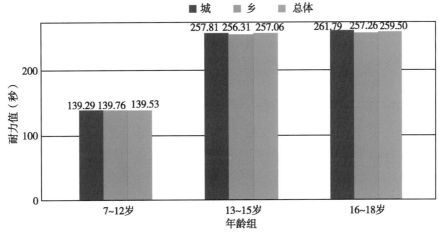

图 2-1-10　2019 年中国 7~18 岁城乡女生耐力值（秒）
数据来源：全国学生体质健康监测中心

　　北方地区女生耐力强于南方地区女生，尤其是东北地区女生耐力水平明显高于全国女生，而像东部、中部以及西南地区的女生耐力水平较低。

　　整体上 7~12 岁女生耐力水平显著低于 13~15 岁以及 16~18 岁女生，但是在 1995—2000 年，所有年龄段女生的耐力水平均有小幅度提高，7~12 岁女生在 2000—2019 年间耐力水平保持稳定，而 13~15 岁及 16~18 岁女生的耐力水平在 2000—2005 年仍继续小幅度提高，在 2005—2014 年间趋于稳定水平。值得注意的是，在 1985 年和 2014 年，13~15 岁及 16~18 岁女生的耐力水平几乎相同，但在 1985—2014 年间 13~15 岁女生的耐力水平稍高于 16~18 岁女生。城市女生耐力水平始终高于乡村女生,尽管两者发展趋势类似,1985—1995 年趋于稳定水平,在 1995—2005 年间保持小幅度升高,在 2005—2019 年间再次趋于稳定水平(图 2-1-11)。

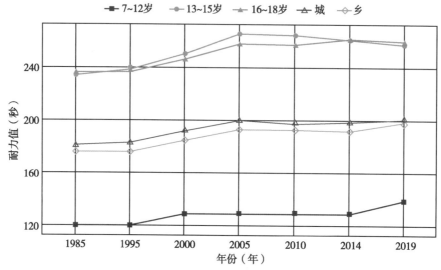

图 2-1-11　1985—2019 年中国 7~18 岁城乡女生耐力值(秒)
数据来源:全国学生体质健康监测中心

(四)柔韧性

2019 年,中国 7~12 岁城市女生柔韧性水平高于乡村女生,但 13~15 岁、16~18 岁城市女生柔韧性水平与乡村女生无明显差异(图 2-1-12)。

7~12 岁、13~15 岁、16~18 岁三个年龄段的女生柔韧性近乎均匀增长(图 2-1-12)。

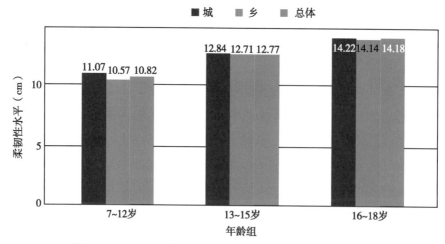

图 2-1-12　2019 年中国 7~18 岁城乡女生柔韧性水平
数据来源:全国学生体质健康监测中心

全国女生柔韧性水平差异不大,坐位体前屈成绩总体在 9~16cm 之间,南方地区女生柔韧性稍强于北方地区女生,尤其是西北新疆及青海地区女生柔韧性明显低于周边省份,而像东南部以及西南部地区的女生柔韧性水平较高。

在 1985—2019 年间,16~18 岁女生柔韧性水平最高,其次是 13~15 岁女生,最低的是 7~12 岁女生。虽然 7~18 岁女生的柔韧性水平总体呈现增长的长期变化趋势,但是不同年龄段女生柔韧性的变化趋势略有不同,13~15 岁女生在 1985—2019 年期间柔韧性水平一直保持上升趋势;16~18 岁女生在 1995—2000 年期间柔韧性水平出现过小幅度降低,其余年份保持增长;而 7~12 岁女生在 1985—1995 年柔韧性水平出现过明显下降,后又迅速回升并超过下降前水平,2000—2010 年间保持增长,2010 年后趋于稳定。城市女生柔韧性水平在 1985—2000 年间始终低于乡村女生,在 2000 年后超过乡村女生,两者发展趋势并不相同,城市女生在 1985—2014 年间柔韧性水平一直保持上升趋势,而乡村女生柔韧性在 1985—1995 年间出现明显下降,1995—2000 年间回升并超过下降前水平,2000—2010 年间柔韧性水平保持缓慢增长,2010—2014 年间趋于稳定,2014—2019 年间快速增长(图 2-1-13)。

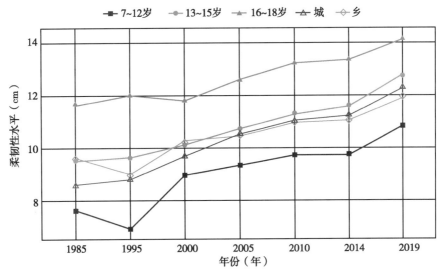

图 2-1-13 1985—2019 年中国 7~18 岁城乡女生柔韧性水平

数据来源:全国学生体质健康监测中心

(五)综合体质状况

以 1985 年的综合体质水平为基准,中国 7~18 岁的儿童青少年的综合体质水平在 1995、2000、2005、2010 和 2014 年分别为 1.2、0.5、-1.1、-0.9 和 -0.8(表 2-1-2)。

表 2-1-2　1985—2014 年中国 7~18 岁儿童青少年综合体质评分

调查年份	综合体质评分
1985	0.0
1995	1.2
2000	0.5
2005	−1.1
2010	−0.9
2014	−0.8

数据来源：全国学生体质与健康调研

中国 7~18 岁的儿童青少年的综合体质水平在 1995 年处于峰值，在 1985—1995 年期间，处于增长趋势，但之后持续处于下降趋势，女生的综合体质状况在 2005 年之后略有增长。截至 2014 年，处于正常营养状况的儿童青少年综合体质状况最高，其次是超重肥胖，处于消瘦和生长迟缓营养状况的儿童青少年综合体质最差（图 2-1-14）。

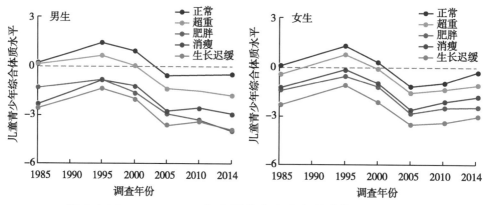

图 2-1-14　1985—2014 年中国儿童青少年综合体质状况趋势
数据来源：全国学生体质健康监测中心

三、常见疾病

（一）视力不良

2019 年中国 7~12 岁女生视力不良率为 56.47%，其中城市儿童为 59.88%，乡村儿童为 53.06%;13~15 岁女生视力不良率为 82.68%,其中城市儿童为 84.31%,乡村儿童为 81.01%;16~18 岁女生视力不良率为 89.54%,其中城市青少年为 91.00%,乡村青少年为 88.11%。2019 年 7~18 岁女生的视力不良率呈现出随年龄增长而升高,且城市高于乡村(图 2-1-15)。

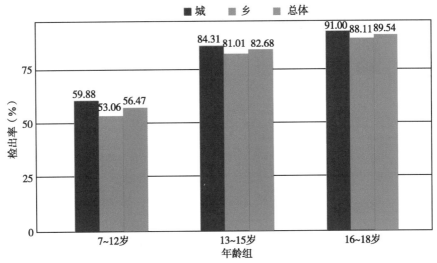

图 2-1-15 2019 年中国 7~18 岁城乡女生视力不良率
数据来源:全国学生体质健康监测中心

2019 年中国女生视力不良率,北方及东南沿海地区显著高于南方内陆地区,最高的前 3 位为山东(80.16%)、上海(78.66%)和浙江(76.97%)。视力不良率最低的前 3 位为海南(63.68%)、贵州(63.18%)和黑龙江(60.05%)。

从 2000 年至 2019 年,中国 7~18 岁女生的视力不良率呈现不断升高的趋势,这一趋势在 7~12 岁、13~15 岁、16~18 岁以及城市和乡村儿童青少年中保持一致。

7~15 岁女生的视力不良率增长幅度高于 16~18 岁女生,7~12 岁和 13~15 岁女生的视力不良率在 2000 年至 2019 年之间分别由 25.23% 和 54.65% 增长至 56.47% 和 82.68%,分别增加了 31.24 个百分点和 28.03 个百分点。2019 年 16~18 岁女生的视力不良率为 89.54%。

与城市相比,乡村女生的视力不良率较低,但增长速度更快,由 2000 年 38.00% 增长至 2019 年的 68.55%,增长幅度为 30.54 个百分点;而城市女生的视力不良率则由 53.11% 增长至 73.50%,增长幅度为 20.39 个百分点(图 2-1-16)。

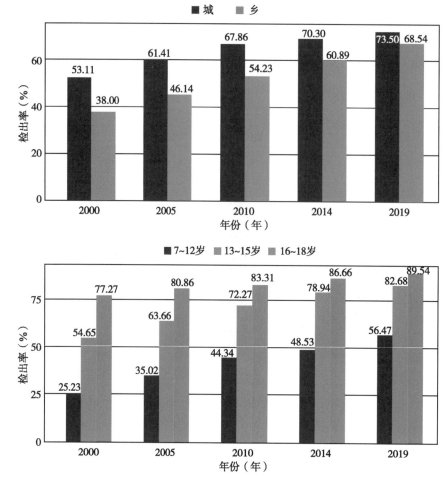

图 2-1-16　2000—2019 年中国 7~18 岁城乡女生视力不良率

数据来源：全国学生体质健康监测中心

（二）龋齿

2019 年中国 7 岁年龄组小学生恒龋患率为 6.7%，其中城市男生为 5.3%，城市女生为 5.3%，乡村男生为 7.9%，乡村女生为 8.4%。1991 年至 2019 年恒龋患率的变化趋势整体呈 U 型，具体表现为先降后升的趋势。1991—1995 年下降显著，1995—2000 年比较平稳，2000—2005 年继续下降，2005 年最低（3.2%），2005—2010 年出现明显反弹，之后又开始下降，但在 2019 年又出现反弹（表 2-1-3）。

城市男生恒龋患率在 2000 年之前高于乡村男生，2000 年之后低于乡村男生。城市女生在 1991—2005 年高于乡村女生，2010 年之后低于乡村女生。城、乡女生恒龋患率始终分别高于城、乡男生（表 2-1-3）。

表 2-1-3　1991—2019 年城乡 7 岁小学生恒龋患率（%）

年份	城男	城女	乡男	乡女	合计
1991	8.0	9.4	5.9	8.2	7.9
1995	4.0	5.2	3.7	5.1	4.5
2000	4.1	5.4	4.3	5.1	4.7
2005	2.4	3.6	3.4	3.5	3.2
2010	4.9	7.4	7.1	10.1	7.4
2014	4.0	6.1	4.1	6.4	5.2
2019	5.3	5.3	7.9	8.4	6.7

数据来源：全国学生体质健康监测中心

2019 年中国 7 岁组小学生恒龋均为 0.21，与 1991 年（0.13）相比有所上升。25 年间恒龋均基本呈现稳定波动趋势，但 2005 年突然显著上升，之后又下降到之前的波动范围，但在 2019 年又出现反弹（表 2-1-4）。城市男生恒龋均在 1991—2005 年高于乡村男生，之后乡村男生高于城市男生。乡村女生在 2010 年之前一直高于城市女生，但在 2014 年和 2019 年均低于城市女生。乡村女生一直高于乡村男生，城市女生 2000 年之后一直高于城市男生。在所有 4 个群体中，乡村女生在 2010 年之前一直处于最高水平，但在 2014 年和 2019 年以城市女生最高，且高于总体平均值（表 2-1-4）。

表 2-1-4　1991—2019 年城乡 7 岁小学生恒龋均

年份	城男	城女	乡男	乡女	合计
1991	0.13	0.14	0.12	0.14	0.13
1995	0.07	0.06	0.05	0.08	0.07
2000	0.08	0.10	0.11	0.13	0.11
2005	0.03	0.05	0.05	0.05	0.05
2010	0.25	0.41	0.39	0.50	0.39
2014	0.09	0.14	0.08	0.12	0.11
2019	0.10	0.32	0.17	0.25	0.21

数据来源：全国学生体质健康监测中心

（三）心理疾病

近年来,中国儿童青少年心理问题的研究主要集中在儿童常见问题如孤独症谱系障碍、注意缺陷多动障碍等。一项来自中国 18 项研究的系统综述分析显示,儿童孤独症患病率为每千人 1.2 例,低于高收入国家的每千人 6~10 例。对 1980 年至 2011 年发表的 33 项研究进行的系统综述分析发现,注意缺陷多动障碍患病率从 1980 年的 3.7% 增加到 2011 年的 6.2%,略高于 5.3% 的全球患病率。

在青春期,抑郁和焦虑是常见的反复发作的健康问题。通过自我报告筛查量表评估的青少年抑郁症状和焦虑倾向发生率约为 17% 和 32%。2012 年发表的一项系统综述分析表明,从 1990 年到 2010 年的各项中国出生队列研究中,焦虑和抑郁水平持续增加。自杀是中国儿童青少年死亡的重要原因。两项系统综述分析报告显示,大学生中自杀意念的总体报告率为 10.7%,曾尝试自杀的报告率为 2.8%。2015 年一项针对山东省青少年的研究报告显示,自杀意念、自杀计划和自杀未遂率分别为 12.5%、3.3% 和 1.5%。

大量研究发现,留守儿童容易患一系列心理疾病。最近的一项系统评价发现,有 15.9% 的中国学生是欺凌行为的受害者,而 7.3% 的学生则承认欺凌过他人。

（四）高血压

2019 年中国 7~12 岁、13~15 岁、16~18 岁女生高血压检出率分别为 11.69%、15.77%、9.91%。2000 年至 2019 年,较低年龄组(7~12 岁)高血压率呈上下波动样变化;中段年龄组(13~15 岁)在 2000—2005 年呈降低趋势,2005—2019 年又逐步上升;青春期较高年龄组(16~18 岁)女生高血压检出率变化趋势与中段年龄组相似,2019 年高血压检出率最高(9.91%),但始终低于其他年龄组。13~15 岁组高血压率在不同时期均高于同期其他年龄组,2019 年达到峰值 15.77%;16~18 岁组与同期其他年龄组相比高血压检出率最低(图 2-1-17)。

2019 年,乡村青春期女生高血压率普遍高于城市,7~12 岁组城乡差距最小;16~18 岁组和 13~15 岁组城乡差距较大(图 2-1-18)。

2000 年至 2019 年,城市和乡村青春期女性高血压检出率呈波动样改变(10.81%~9.72%、8.28%~7.69%),城市和乡村 7~18 岁女性高血压率均在 2019 年达高峰,城乡差距在 2005 年和 2010 年相对减小,但 2014 年有所扩大,2019 年又相对减小(图 2-1-19)。

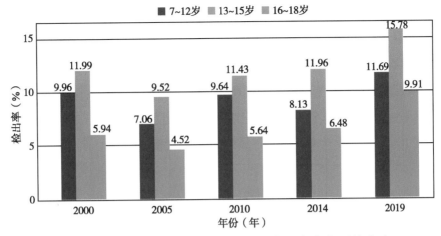

图 2-1-17　2000—2019 年中国 7~18 岁女生高血压检出率

数据来源：全国学生体质健康监测中心

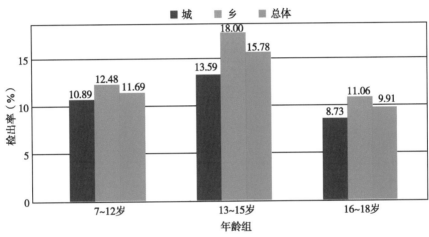

图 2-1-18　2019 年中国 7~18 岁城乡女性高血压检出率

数据来源：全国学生体质健康监测中心

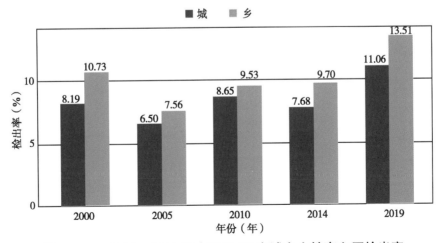

图 2-1-19　2000—2019 年中国 7~18 岁城乡女性高血压检出率

数据来源：全国学生体质健康监测中心

（五）代谢综合征

2012 年卫生公益性行业科研专项"学生重大疾病防控技术和相关标准研制及应用"在 6 个省市级示范区（广东、湖南、辽宁、天津、重庆和上海）开展调查，儿童青少年代谢综合征检出率为 4.0%，其中男生 4.7%，女生 3.3%。7~12 岁、13~15 岁和 16~17 岁儿童青少年代谢综合征检出率分别为 3.1%、5.1% 和 6.3%，随着年龄段增加，男、女生检出率均呈增加趋势（表 2-1-5）。男、女生代谢综合征检出率均呈现乡村高于城市的现象（图 2-1-20）。在六个地区中，天津代谢综合征检出率最高，为 7.5%；湖南检出率最低，为 1.0%（表 2-1-5）。

表 2-1-5 中国 6 个省市儿童青少年代谢综合征检出率（%）

组别	男生	女生	合计
省份			
湖南	1.0	0.9	1.0
天津	8.9	6.1	7.5
重庆	4.0	2.9	3.5
辽宁	6.9	4.4	5.7
上海	4.7	3.3	4.0
广东	2.3	1.3	1.8
城乡			
城市	3.8	2.5	3.2
乡村	5.9	4.2	5.0
年龄段			
7~12 岁	3.2	3.0	3.1
13~15 岁	6.7	3.5	5.1
16~17 岁	8.6	4.2	6.3
合计	4.7	3.3	4.0

数据来源：中国 6 个省市儿童青少年健康调查

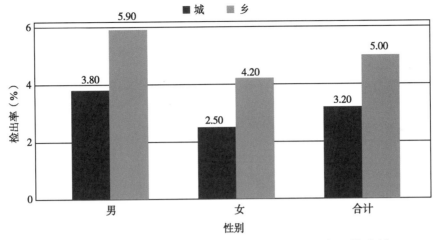

图 2-1-20 中国 6 个省市城乡儿童青少年代谢综合征检出情况
数据来源：中国 6 个省市儿童青少年健康调查

（六）传染病

2008—2017 年中国 6~22 岁学生群体甲乙丙类法定报告传染病发病率、发病例数以及死亡例数整体呈下降趋势，男女生趋势相同，其中，2008—2015 年男女生发病率下降幅度分别为 43.4% 和 40.1%，但在 2015—2017 年出现反弹，增长幅度分别为 47.1% 和 53.8%，2015—2017 年的整体发病率和发病例数的反弹趋势主要是由丙类传染病的增长导致的，甲乙类传染病在 10 年期间均持续下降。我国学生群体甲乙丙类法定报告传染病主要以丙类为主，其发病例数占总体的构成比由 2008 年的 57.4% 增长至 2017 年的 80.3%。死亡病例主要以甲乙类传染病为主，10 年间尽管甲乙类传染病死亡例数持续下降，男女生下降幅度分别为 65.1% 和 70.5%，但其占总体的构成比仍在 97% 以上（图 2-1-21）。

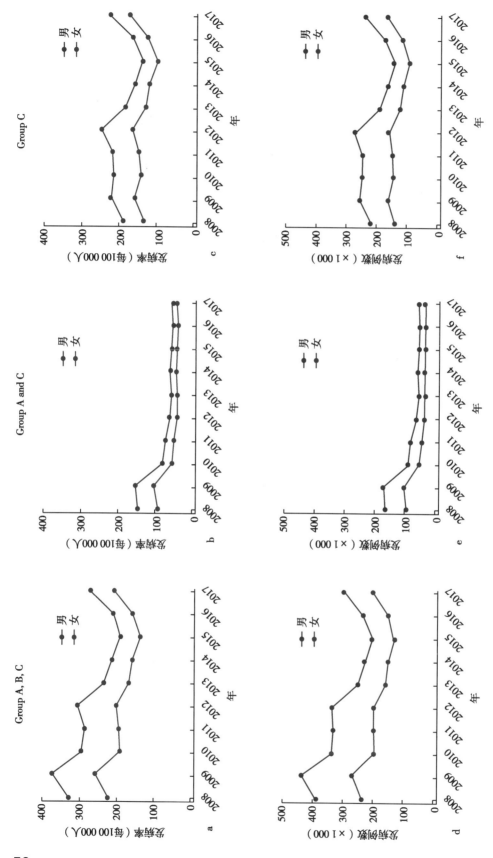

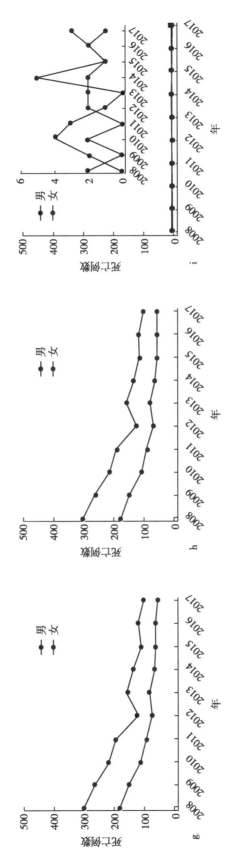

图 2-1-21　2008—2017 年中国 6~22 岁学生群体男女生甲乙丙类传染病发病率（a~c）、发病例数（d~f）和死亡例数（g~i）趋势

数据来源：Infectious diseases in children and adolescents in China：analysis of national surveillance data from 2008 to 2017

参 考 文 献

1. Sun X, Allison C, Matthews FE, et al. Prevalence of autism in mainland China, Hong Kong and Taiwan: a systematic review and meta-analysis. Mol Autism, 2013, 4: 7.

2. Elsabbagh M, Divan G, Koh YJ, et al. Global prevalence of autism and other pervasive developmental disorders. Autism Res, 2012, 5: 160-179.

3. Zheng Y, Zheng X. Current state and recent developments of child psychiatry in China. Child Adolesc Psychiatry Ment Health, 2015, 9: 10.

4. 李玖玲, 陈星, 赵春华, 等. 中国儿童青少年抑郁症状流行率的 Meta 分析. 中国儿童保健杂志, 2016, 24: 295-298.

5. 王凯, 崔秀霞. 沂蒙山区青少年焦虑状况调查. 职业与健康, 2012, 28: 1684-1686.

6. 王熙, 孙莹, 安静, 等. 中国儿童青少年抑郁症状性别差异的流行病学调查. 中华流行病学杂志, 2013, 34: 893-896.

7. 席明静. 河北省中学生焦虑现状调查. 现代中小学教育, 2015, 31: 115-119.

8. 张志军, 刘立亚, 杨渊, 等. 通道县部分中小学生考试焦虑状况调查. 华南预防医学, 2009, 27: 165-168.

9. 岳沛林, 黄梓桐, 卫妍玉, 等. 北京市中学生焦虑症状况调查. 中国医药科学, 2016, 6: 141-144.

10. Xin Z, Niu J, Chi L. Birth cohort changes in Chinese adolescents'mental health. Int J Psychol, 2012, 47: 287-295.

11. Chen R, An J, Ou J. Suicidal behaviour among children and adolescents in China. Lancet Child Adolesc Health, 2018, 2: 551-553.

12. Li ZZ, Li YM, Lei XY, et al. Prevalence of suicidal ideation in Chinese college students: a meta-analysis. PLoS One, 2014, 9: e104368.

13. Yang LS, Zhang ZH, Sun L, et al. Prevalence of suicide attempts among college students in China: a meta-analysis. PloS One, 2015, 10: e0116303.

14. Liu BP, Wang XT, Liu ZZ, et al. Stressful life events, insomnia and suicidality in a large sample of Chinese adolescents. J Affect Disord, 2019, 249: 404-409.

15. 杨继宇, 谢宇, 瞿华礼, 等. 中国学生欺负相关行为报告率的 Meta 分析. 中国健康心理学杂志, 2016, 24: 1658-1662.

第二节 育龄期女性健康状况

一、女性生育力健康与避孕节育状况

(一)人群生育力现状

1. 总和生育率 自新中国成立至 20 世纪 70 年代,中国总和生育率大致在

6.0 左右,实施计划生育政策后总和生育率开始下降,从 20 世纪 90 年代末期至 2013 年维持在 1.5~1.6 之间。随着 2013—2015 我国"二孩"政策的放开,2016 年综合生育率达到 1.77,但 2017 年后,我国总和生育率出现迅速下降至 2020 年的 1.3(详见第一章第二节出生情况)。

2. **不孕不育率** 中国不孕症患病率从 2007 年的 11.9% 上升到 2010 年的 15.5%;参与调查的夫妇中有 46.5% 寻求相关治疗,这一比例低于全球平均水平(56%)。中国目前各地区育龄女性不孕症的发生率不等,并与省份经济发展状况相关。

3. **不良妊娠结局率** 中国孕产妇死亡率从 1949 年的 1 500 例 / 每 10 万例下降到 2019 年的 17.8 例 / 每 10 万例。同期,婴儿死亡率从 20% 下降到 0.56%。1990—2019 年间孕产妇死亡率、新生儿死亡率、婴儿死亡率及 5 岁以下儿童死亡率的年度趋势表明,城市地区和农村地区之间的区域差异正在缩小(图 2-2-1)。

2012 年中国出生缺陷总发生率约 5.6%,每年新增出生缺陷患儿 90 万。部分重大出生缺陷发生率呈下降趋势。中国围产期神经管缺陷发生率由 1987 年的 27.4/ 万下降至 2017 年的 1.5/ 万,降幅达 94.5%,从围产期重点监测的 23 个出生缺陷病种的第 1 位下降至第 12 位。

(二)初婚年龄和婚育间隔

中国育龄女性平均初婚年龄呈明显上升趋势,从 2006 年的 23.6 岁上升到 2016 年的 26.3 岁,其中,城镇从 24.6 岁上升到 26.9 岁,农村从 22.8 岁上升到 25.6 岁(表 2-2-1)。

表 2-2-1　2006—2016 年中国城乡育龄妇女的平均初婚年龄

年份	全国(岁)	城镇(岁)	农村(岁)
2006	23.6	24.6	22.8
2007	23.5	24.5	22.7
2008	23.8	24.7	23
2009	23.9	25	23
2010	24	24.9	23.3
2011	24.2	25.2	23.4
2012	24.8	25.6	23.9
2013	25.1	25.9	24.3
2014	25.6	26.2	24.9
2015	25.9	26.5	25.3
2016	26.3	26.9	25.6

数据来源:2017 年全国生育状况抽样调查数据

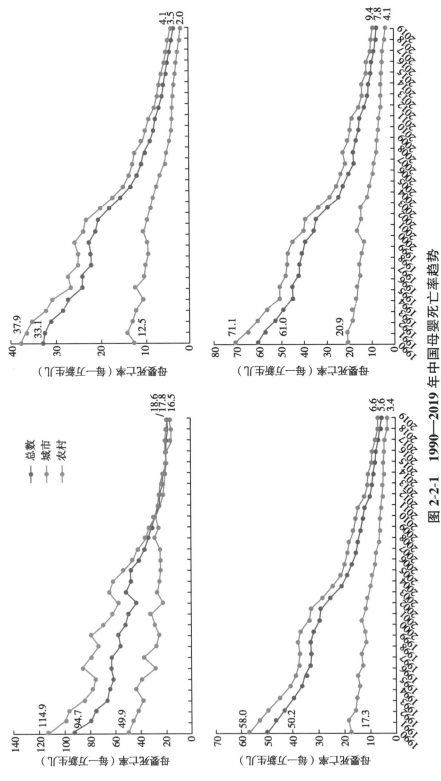

图 2-2-1　1990—2019 年中国母婴死亡率趋势

数据来源：A Lancet Commission on 70 years of women's reproductive，maternal，newborn，child，and adolescent health in China

2006—2016 年,育龄女性平均初婚年龄和初育年龄呈现不同幅度的上升,初婚初育间隔呈现先缩小后扩大的趋势,从 2006 年的 1.44 年缩小到 2010 年的 1.28 年,2016 年扩大为 1.94 年(表 2-2-2)。

表 2-2-2　2006—2016 年中国女性初婚年龄、初育年龄、婚育间隔

年份	平均初婚年龄(岁)	平均初育年龄(岁)	平均婚育间隔(年)
2006	23.39	24.86	1.44
2007	23.28	24.79	1.39
2008	23.42	24.80	1.41
2009	23.31	24.60	1.33
2010	23.42	24.77	1.28
2011	23.51	24.63	1.38
2012	24.03	25.25	1.56
2013	24.5	25.26	1.50
2014	25.14	26.06	1.63
2015	25.33	26.35	1.89
2016	25.57	26.73	1.94

数据来源:2017 年全国生育状况抽样调查数据

(三) 生育年龄和生育间隔

育龄妇女的平均初育年龄从 2006 年的 24.3 岁上升到 2016 年的 26.9 岁,二孩平均生育年龄从 2014 年的 29.2 岁上升到 2016 年的 30.2 岁(表 2-2-3)。一孩与二孩的生育间隔从 2006 年的 6.7 年缩小到 2010 年的 5.9 年,2011—2015 年在 5.5~5.7 年之间小幅波动,2016 年扩大为 6.0 年(图 2-2-2)。

表 2-2-3　2006—2016 年中国育龄妇女分孩次平均生育年龄

年份	初育(岁)	二孩(岁)	三孩及以上(岁)
2006	24.3	30.0	31.9
2007	24.4	29.9	31.9
2008	24.4	29.6	32.2
2009	24.4	29.5	32.1
2010	24.6	29.2	31.8
2011	24.7	29.1	31.8
2012	25.2	29.0	31.6

续表

年份	初育（岁）	二孩（岁）	三孩及以上（岁）
2013	25.5	29.0	31.3
2014	26.1	29.2	31.4
2015	26.5	29.4	31.2
2016	26.9	30.2	31.4

数据来源：2017 年全国生育状况抽样调查数据

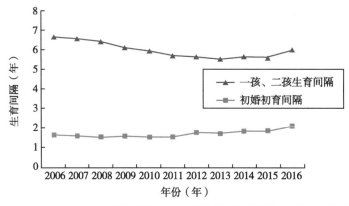

图 2-2-2　2006—2016 年中国育龄妇女初婚初育间隔和一孩、二孩生育间隔

数据来源：2017 年全国生育状况抽样调查数据

（四）子女数量和生育意愿

中国 35~60 岁妇女的平均曾生子女数分布，随年龄的增大而上升（表 2-2-4）。育龄女性平均打算生育子女数为 1.75 个。31.9% 的育龄妇女打算生育 1 个孩子，56.6% 打算生育 2 个，9.3% 打算生育 3 个及以上，2.2% 不打算要孩子（表 2-2-5）。

表 2-2-4　中国 35~60 岁妇女的平均曾生子女数

妇女年龄（岁）	平均曾生子女数	妇女年龄（岁）	平均曾生子女数（个）
35	1.58	41	1.66
36	1.63	42	1.65
37	1.65	43	1.67
38	1.62	44	1.69
39	1.66	45	1.68
40	1.65	46	1.68

续表

妇女年龄（岁）	平均曾生子女数	妇女年龄（岁）	平均曾生子女数（个）
47	1.72	54	2.00
48	1.74	55	2.08
49	1.81	56	1.99
50	1.85	57	2.00
51	1.87	58	2.05
52	1.90	59	2.06
53	1.92	60	2.12

数据来源：2017 年全国生育状况抽样调查数据

表 2-2-5　中国育龄女性打算生育子女数分布

年龄组（岁）	打算生育子女数的构成（%）					平均打算生育子女数（个）
	0	1	2	3	4+	
总计	2.2	31.9	56.6	7.4	1.9	1.75
15~19	7.0	23.8	67.2	1.7	0.3	1.65
20~24	5.1	25.0	66.8	2.9	0.3	1.68
25~29	1.8	25.3	65.7	6.4	0.9	1.80
30~34	1.1	27.5	61.0	8.7	1.7	1.83
35~39	0.8	33.9	53.7	9.2	2.4	1.79
40~44	1.1	41.5	45.1	9.4	3.0	1.73
45~49	7.0	23.8	67.2	1.7	0.3	1.65

数据来源：2017 年全国生育状况抽样调查数据

（五）非意愿妊娠和人工流产

产后第 1 年是妇女发生非意愿妊娠和人工流产的高峰时期，该人群发生非意愿妊娠率高达 10%。中国非意愿妊娠导致的人工流产每年约有 600 万 ~800 万。其中 0~6 个月的非意愿妊娠率为 16.48%，7~12 个月发生比例最高（43.52%），13~18 个月为 28.68%。随着产后时间的延长，非意愿妊娠率下降至 7% 及以下（表 2-2-6）。

表 2-2-6　产后非意愿妊娠发生的时间分布

产后非意愿妊娠时间（月）	全国	东部地区	中部地区	西部地区
0~6	16.48	18.32	12.08	18.42
7~12	43.52	45.91	39.79	44.58
13~18	28.68	27.59	32.71	26.47
19~24	6.35	5.60	6.67	6.66
25~36	4.97	2.59	8.75	3.87

数据来源：我国妇女产后避孕状况及非意愿妊娠发生情况调查及分析

2005—2017 年中国每年人工流产平均 784.59 万例，其中在 2008、2014—2017 年间均高达每年 900 万例，2005—2008 年人工流产率呈上升趋势，2009—2013 年维持在较低水平，2014—2016 年再次上升，到 2016 年达到最高点（28.13‰），到 2017 年略微下降（表 2-2-7）。

表 2-2-7　中国 2005—2017 年人工流产率

年份	人工流产数	平均育龄妇女数	人工流产率（‰）
2005	7 105 995	351 623 083	20.21
2006	7 308 615	362 650 496	20.15
2007	7 632 539	360 900 000	21.15
2008	9 173 101	360 217 587	25.47
2009	6 111 375	363 526 919	16.81
2010	6 361 539	376 057 537	16.92
2011	6 631 310	382 937 647	17.32
2012	6 690 027	381 523 466	17.54
2013	6 237 177	375 750 608	16.6
2014	9 621 995	370 721 411	25.95
2015	9 851 961	365 669 032	26.94
2016	9 644 724	342 898 053	28.13
2017	9 626 731	352 928 398	27.28

数据来源：中国卫生健康统计年鉴

（六）避孕节育状况

1. 已婚育龄妇女避孕率　20 世纪 50~60 年代，中国已婚育龄人群的总避孕率较低。1960—1969 年总避孕率平均为 4.3%。1970—1979 年间，已婚育龄人群的总避孕率平均为 30.8%，其中采用避孕措施的育龄人群大多集中于城市地区，避孕率为 29.3%。20 世纪 80 年代起，《公开信》的发表加速了中国计划生育的步伐，国家推行绝育、宫内节育器等长效医控型避孕措施，中国已婚育龄人群总避孕率迅速攀升。1980—1984 年间，中国已婚育龄人群总避孕率平均为 87.7%，其中长效医控型避孕措施综合避孕率平均为 77.6%。1985—1989 年间，已婚育龄人群的总避孕率平均为 86.9%。1990—1994 年，中国综合避孕率平均为 90.1%。其中，长效避孕措施综合避孕率平均为 81.8%。1995—2001 年，总避孕率仍保持全球最高水平，平均值为 90.69%，其中长效医控型避孕措施表现出了较强的累积效应，平均避孕率为 83.9%。2002—2010 年，中国总避孕率平均为 89.9%，其中长效医控型避孕措施的综合避孕率平均为 81.5%，依然都保持在全球最高水平。同时，人工流产率下降到历史最低水平。2011 年之后中国总避孕率开始略有降低，从 2011 年的 88.6% 下降到 2018 年的 80.6%。图 2-2-3 显示了 2009—2018 年 10 年间中国总避孕率的变化趋势。

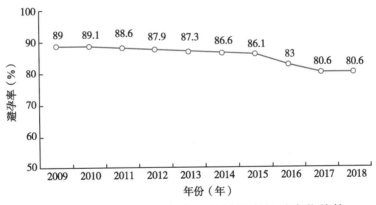

图 2-2-3　2009—2018 年中国总避孕率（%）变化趋势
数据来源：中国卫生健康统计年鉴

2. 不同避孕措施的构成比　20 世纪 60 年代始，在中国，尤其在农村地区，长效避孕措施一直被广泛采用，其中宫内节育器一直是使用普遍的非永久性避孕措施，使用率为 70%~90%，远高于其他避孕方法。70 年代到 80 年代，中国以长效避孕措施为主的避孕方法模式已初步形成，在长效医控型避孕措施中，绝育器使用率的增长速度最快、增幅最大，并于 1983 年年底达到了历史最高点，宫内节育器使用率也有明显增长。90年代后,宫内节育器使用率逐年上升,女性绝育逐年小幅下降,男性绝育呈明显逐年下降,避孕套使用率逐年递增,口服避孕药使用率逐年下降,外用避孕药和其他避孕方法也呈逐年下降趋势。

1995—2001年,伴随着中国社会经济的不断发展,避孕知情选择优质服务及育龄人群生殖健康意识的不断提高,已婚育龄人群避孕方法的构成也发生了变化,表现为短效自控型避孕措施的采用人数逐年增加,绝育逐年减少,宫内节育器逐年大幅增加。

2013年"二孩"政策实施后,以避孕套为主的短效自控型避孕方法的使用开始迅速上升。从2010年到2016年,绝育所占的比例逐年下降,从30%下降到25%;宫内节育器的变化不大,比较平稳,保持在53%~55%;避孕套的使用变化最明显,呈上升趋势,在2010年不足10%,2016年已经翻了一番,接近20%。

二、孕产期健康状况

(一)孕妇、乳母贫血率

1. 孕妇贫血率 2020年中国居民营养与健康状况监测报告显示,中国孕妇贫血率为13.6%,其中城乡均为13.6%。与2015年发布结果比,孕妇贫血率下降3.6个百分点,其中城乡分别下降3.3、3.9个百分点(图2-2-4)。

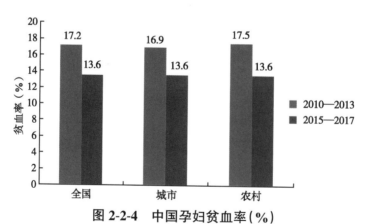

图2-2-4 中国孕妇贫血率(%)

数据来源:中国居民营养与慢性病状况报告(2020年)

2. 乳母贫血率 中国乳母贫血率为17.2%,其中城乡分别为14.0%、19.4%。与2015年发布结果比,乳母贫血率增加6.7个百分点,其中城乡分别增加4.8、7.9个百分点(图2-2-5)。

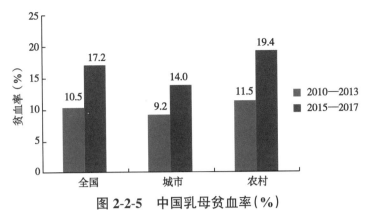

图 2-2-5 中国乳母贫血率（%）

数据来源：中国居民营养与慢性病状况报告（2020 年）

（二）妊娠糖尿病

中国近 15 年妊娠糖尿病患病率为 12.9%，总体呈上升趋势，2004—2009 年增长较为平缓，自 2010 年后增长迅速，2015—2016 年呈下降趋势，从 2016 年开始出现第 2 个增长高峰（图 2-2-6）。

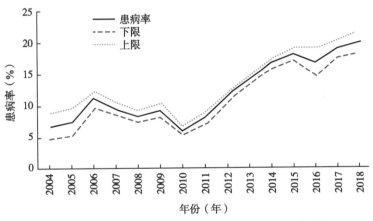

图 2-2-6 2004—2018 年中国妊娠糖尿病患病趋势

数据来源：王彬苏，周秋明，盛望望，等. 中国妊娠糖尿病危险因素及妊娠结局的调查分析. 中国医刊，2019，54（9）：1014-1018

（三）妊娠期高血压疾病

2014—2018 年分娩的单胎孕妇妊娠期高血压疾病总发生率为 6.4%（表 2-2-8）。妊娠期高血压疾病发病率以辽宁（8.3%）和云南（8.1%）最高，其次是河北（8.0%）、福建（6.5%）和湖北（6.2%），再次是四川（5.1%）和湖南（4.5%），广东（3.3%）最低；城市（6.5%）高于农村（6.3%），少数民族（7.1%）高于汉族（6.4%）。

表 2-2-8 不同地区和民族妊娠期高血压疾病发病状况

变量	人数	妊娠期高血压疾病	
		粗率(%)	人口标化率(%)
省份			
河北	61 270	7.95(7.7~8.2)	7.99(7.8~8.2)
辽宁	18 482	8.32(7.9~8.7)	7.95(7.6~8.3)
福建	56 672	6.53(6.3~6.7)	6.53(6.3~6.7)
湖北	32 058	6.17(5.9~6.4)	6.27(6.0~6.5)
湖南	40 122	4.47(4.3~4.7)	4.39(4.2~4.6)
广东	21 771	3.27(3.0~3.5)	3.20(3.0~3.4)
四川	21 835	5.13(4.8~5.4)	5.20(4.9~5.5)
云南	25 422	8.05(7.7~8.4)	8.42(8.1~8.8)
城乡			
城区	136 832	6.52(6.4~6.7)	6.42(6.3~6.6)
农村	140 800	6.28(6.2~6.4)	6.38(6.3~6.5)
民族			
汉族	260 306	6.4(6.3~6.5)	6.4(6.3~6.5)
少数民族	8 011	7.1(6.5~7.6)	7.4(6.9~8.0)

数据来源:Zhao Wei,Di Jiangli,Huang Aiqun,et al.Incidence and Risk Factors of Hypertensive Disorders of Pregnancy-8 Provinces,China,2014-2018,China CDC Weekly.

(四)妊娠梅毒

2015 年中国 30 个省份孕产妇接受梅毒检测的比例为 97.7%,估计孕产妇梅毒感染率为 0.2%。其中孕产妇梅毒感染例数居前 5 位的省份为河南(4 196 例)、广东(2 666 例)、四川(2 621 例)、广西(2 276 例)和浙江(2 192 例),合计为 13 951 例,占全国感染总例数的 39.6%(图 2-2-7)。孕产妇梅毒估计感染率位于前 5 位的省份为青海(1.0%)、黑龙江(0.5%)、吉林(0.5%)、辽宁(0.4%)和浙江(0.4%),最低的 5 个省份为江西(0.1%)、山东(0.1%)、甘肃(0.1%)、湖北(0.1%)和山西(0.1%)。

(五)孕产妇艾滋病感染

2016 年近 1 500 万孕产妇 HIV 检测数据显示,中国孕产妇 HIV 感染率为 34.0/10 万。

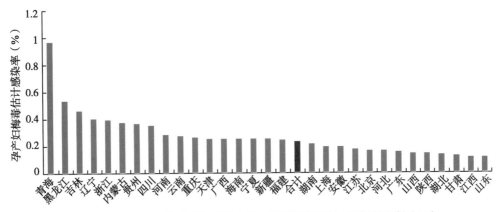

图 2-2-7　2015 年中国不同省份妊娠梅毒估计感染率比较(%)

数据来源:王雅洁.中国梅毒所致不良妊娠结局的流行病学疾病负担估计
与胎传梅毒空间分布研究.北京协和医学院,硕士学位论文

孕产妇 HIV 感染率呈北低南高,由西向东逐渐下降。西部地区孕产妇 HIV 感染率为 93.5/10 万,明显高于中部(13.1/10 万)和东部(8.6/10 万),西部约是东部的 11 倍。

(六)妊娠期甲状腺疾病

一项针对在全国 31 个省份开展的营养调查结果显示,2015 年妊娠期甲状腺功能异常的发生率为 15.6%,其中临床甲减的发生率为 0.1%,亚临床甲减发生率为 7.7%,临床甲状腺功能亢进发生率为 1.2%,亚临床甲状腺功能亢进发生率为 2.2%(表 2-2-9)。甲状腺过氧化物酶抗体(thyroid peroxidase antibody,TPOAb)和甲状腺球蛋白抗体(thyroglobulin antibody,TgAb)阳性率分别为 7.8% 及 5.3%。

表 2-2-9　妊娠期甲状腺异常发生率

孕期	甲状腺功能正常	临床甲减	亚临床甲减	临床甲亢	亚临床甲亢
孕早期	89.2	0.3	4.7	0.7	3.1
孕中期	86.7	0.1	9.1	0.8	2.1
孕晚期	77.9	0.0	8.6	2.0	1.6
合计	84.4	0.1	7.7	1.2	2.2

数据来源:Yang L,Li M,Liu X,et al.Evaluation of Iodine Nutritional Status Among Pregnant Women in China.Thyroid,2020,30(3):443-450.

(七)早产

一项对中国全国孕产妇危重症监测系统中 2012—2018 年 964.6 万名孕产妇监测数据分析结果显示,早产总发生率为 6.1%,晚期早产总发生率为 4.9%,中度早产率为 0.8%,早早产率为 0.6%。早产发生率由 2012 年的 5.9%,上升为 2018 年的 6.4%,每年约增加 1.3%。单胎妊娠妇女中,早产总发生率为 5.4%,早产发生率由 2012 年的 5.3%,上升为 2018 年 5.7%;多胎妊娠妇女中,早产总发生率为 49.4%,早产发生率由 2012 年的 46.8%,上升为 2018 年的 52.7%,每年约增加 1.9%。初产妇早产总发生率为 5.9%,早产发生率由 2012 年的 5.7%,上升为 2018 年的 6.2%;经产妇早产总发生率为 6.3%,2012 年和 2018 年早产发生率无明显变化,分别为 6.3% 和 6.4%。

(八)剖宫产

一项对中国妇幼年报系统中 2008—2018 年约 1.6 亿孕产妇数据的分析结果显示,中国剖宫产率由 2008 年的 28.8%,上升为 2018 年的 36.7%。剖宫产率在城乡间存在差异,其中大城市剖宫产率远高于农村地区,但城乡之间的差异逐渐减少,城乡间差异由 2008 年的 25.1%(其中大城市为 49.4%,农村为 24.3%),降低到 2018 年的 9.6%(大城市为 43.8%,农村为 34.2%)。

一项对全国家庭健康调查中 2008—2018 年约 23 053 名孕产妇调查数据分析结果显示,中国剖宫产率由 2008 年 40.9% 上升为 2018 年的 45.2%,其中,城市地区剖宫产率由 2008 年的 52.3%,下降为 2018 年的 47.8%;农村地区剖宫产率由 2008 年的 33.1%,上升为 2018 年的 41.2%。西部地区剖宫产率由 2008 年的 28.1%,上升为 2018 年的 38.65%。初产妇剖宫产率呈下降趋势,城市地区下降更加明显,由 2008 年的 54%,下降到 2018 年的 42.8%。经产妇剖宫产率呈上升趋势,由 2008 年的 35.3%,升高到 2018 年的 48.4%。

(九)孕产妇抑郁和焦虑

一项荟萃分析结果显示,中国孕产期抑郁的合并患病率为 16.3%,其中孕期抑郁为 19.7%,产后抑郁为 14.8%,且有上升趋势。一项对中国 5 个省市 1 284 名孕产妇从孕早期到产后 42 天的前瞻性随访研究结果显示,孕产妇在孕 13 周、17 周、24 周、31 周、37 周、产后 3 天以及产后 42 天可疑抑郁或抑郁的总体阳性率分别为 27.6%、21.5%、21.5%、20.8%、20.2%、22.2% 和 20.7%,其中孕早期检出率最高。上述时点焦虑症状阳性率在孕早期检查率最高,产后 42 天最低(表 2-2-10)。

表 2-2-10　不同孕周及产后的抑郁和焦虑状况（%）

孕周	抑郁	焦虑	轻度焦虑	中度焦虑
孕 13 周	7.9	20.9	17.8	3.0
孕 17 周	4.8	12.3	10.8	1.5
孕 24 周	3.9	15.2	13.8	1.4
孕 31 周	3.8	13.1	12.0	1.1
孕 37 周	4.9	14.4	12.3	2.0
产后 3 天	4.8	14.0	12.3	1.6
产后 42 天	4.6	11.0	9.6	1.3

数据来源：1. 杨业环,孙梦云,黄星,等. 中国孕产妇孕产期抑郁状况与动态变化规律. 中国妇幼健康研究,2021,32（8）:1118-1122;2. 孙梦云,黄星,杨业环,等. 孕产期不同时点焦虑状况与动态变化规律. 中国妇幼健康研究,2021,32（8）:1129-1133.

三、生殖道感染和性传播疾病

（一）滴虫性阴道炎

与 2010 年相比,2019 年中国妇女滴虫性阴道炎患病率呈下降趋势,由 2010 年的 13.2% 下降为 2019 年的 11.0%（图 2-2-8）。

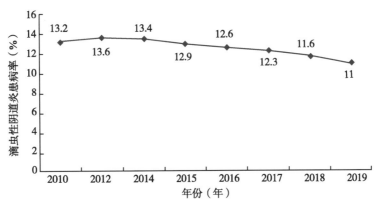

图 2-2-8　2010—2019 年中国妇女滴虫性阴道炎患病率（%）
数据来源：中国卫生健康统计年鉴

（二）尖锐湿疣

与 2010 年相比,2019 年中国妇女尖锐湿疣患病率明显下降,由 2010 年的 33.8% 下降为 2019 年的 19.2%（图 2-2-9）。

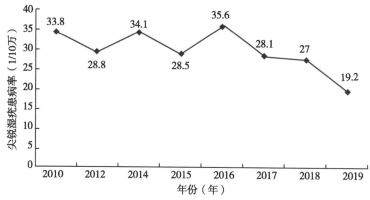

图 2-2-9　2010—2019 年中国妇女尖锐湿疣患病率（%）

数据来源：中国卫生健康统计年鉴

2008—2016 年，尖锐湿疣报告发病率总体呈下降趋势，由 2008 年 29.5/10 万下降到 2016 年 24.7/10 万，年均下降 2.2%。其中，女性报告发病率由 2008 年 30.0/10 万下降至 2016 年 23.3/10 万，年均下降 3.1%（表 2-2-11）。

表 2-2-11　2008—2016 年中国性病监测点尖锐湿疣报告病例数和发病率

年份	报告病例数			报告发病率（1/10 万）		
	男	女	合计	男	女	合计
2008	11 384	11 266	22 650	29.0	30.0	29.5
2009	10 349	11 009	21 358	26.4	29.3	27.8
2010	10 014	10 356	20 370	23.8	25.7	24.7
2011	11 938	10 714	22 652	29.8	27.9	28.9
2012	11 501	10 304	21 805	25.9	24.6	25.3
2013	11 835	10 887	22 722	25.3	24.8	25.1
2014	13 547	11 333	24 880	29.2	26.0	27.6
2015	12 403	10 377	22 780	26.7	23.8	25.3
2016	12 208	10 313	22 521	25.9	23.3	24.7

数据来源：岳晓丽，龚向东，李婧，等 .2008—2016 年中国性病监测点尖锐湿疣流行特征分析 . 中华皮肤科杂志，2017，50（5）：321-325.

女性高发年龄段 20~29 岁，报告发病率（50~115）/10 万。15~29 岁年龄段女性报告发病率高于男性（图 2-2-10）。

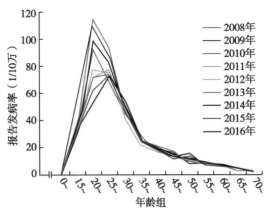

图 2-2-10　2008—2016 年中国女性分年龄组

尖锐湿疣报告发病率

数据来源:岳晓丽,龚向东,李婧,等.2008—2016 年中国
性病监测点尖锐湿疣流行特征分析.中华皮肤科杂志,
2017,50(5):321-325.

(三)艾滋病

2011—2017 年,中国新报告艾滋病感染者/艾滋病病人的人数呈逐渐增长
的趋势,由 2011 年的 74 517 人,增加至 2017 年的 134 512 人。艾滋病感染者
及艾滋病病人数量均呈现为男性高于女性,男女比例也呈逐年增加的趋势
(表 2-2-12)。

表 2-2-12　2011—2017 年中国艾滋病患病状况及男女比例

年份	新报告艾滋病感染者/ 艾滋病病人	艾滋病感染者 中男女比	艾滋病病人中 男女比
2011	74 517	2.6∶1	2.4∶1
2012	82 434	2.8∶1	2.9∶1
2013	90 119	3.0∶1	3.2∶1
2014	103 501	3.4∶1	3.6∶1
2015	115 465	3.6∶1	3.8∶1
2016	124 555	3.6∶1	4∶1
2017	134 512	3.4∶1	4∶1

数据来源:全国艾滋病性病疫情(2011—2017)

（四）梅毒

2011—2017 年,中国报告梅毒人数呈逐年增长的趋势,由 2011 年的 447 525 人,增加至 2017 年的 534 622 人,其中男女患病人数相近(表 2-2-13)。

表 2-2-13　2011—2017 年中国梅毒患病状况及男女比例

年份	梅毒	男女比
2011	447 525	1∶1
2012	465 713	0.9∶1
2013	464 292	0.9∶1
2014	471 312	0.9∶1
2015	486 198	0.9∶1
2016	493 026	1∶1
2017	534 622	1∶1

数据来源:全国艾滋病性病疫情(2011—2017)

参 考 文 献

1. 王存同. 中国计划生育下的避孕节育: 1970-2010. 学海, 2011 (2): 34-41.
2. 国家卫生健康委员会. 中国卫生健康统计年鉴 (2016-2019 年). 北京: 中国协和医科大学出版社, 2019.
3. Deng K, Liang J, Mu Y, et al. Preterm births in China between 2012 and 2018: an observational study of more than 9 million women. Lancet Glob Health, 2021, 9 (9): 1226-1241.
4. Li HT, Hellerstein S, Zhou YB, et al. Trends in Cesarean Delivery Rates in China, 2008-2018. JAMA, 2020, 323 (1): 89-91.
5. Li HT, Luo S, Trasande L, et al. Geographic Variations and Temporal Trends in Cesarean Delivery Rates in China, 2008-2014. JAMA, 2017, 317 (1): 69-76.
6. Long Q, Zhang Y, Zhang J, et al. Changes in caesarean section rates in China during the period of transition from the one-child to two-child policy era: cross-sectional National Household Health Services Surveys. BMJ Open, 2022, 12 (4): e059208.
7. Nisar A, Yin J, Waqas A, et al. Prevalence of perinatal depression and its determinants in Mainland China: A systematic review and meta-analysis. J Affect Disord, 2020, 277: 1022-1037.

第三节　更老年女性健康状况

一、更年期妇女健康状况

2019 年中国女性人口约为 6.8 亿,50 岁以上女性约占 1/3,而且呈逐年上升趋势。更年期综合征主要表现有 7 个方面的症状,包括消极情绪、认知症状、睡眠障碍、血管舒缩症状、泌尿生殖系统症状、四肢疼痛 / 感觉异常以及自主神经障碍。

中国一项 2018 年在全国 6 个省开展的基于社区 6 745 名 40~55 岁妇女调查结果显示,育龄妇女、绝经过渡期、绝经后妇女更年期症状发生率分别为 9.3%、23.9% 和 21.5%,轻度更年期症状发生率分别为 7.3%、18.4% 和 15.6%,中重度更年期症状发生率分别为 2.0%、5.5% 和 5.9%。所有调查对象中,最容易出现前三位更年期症状为失眠(44.7%)、疲乏(40.4%)和情绪波动(37.2%)。但绝经后妇女最容易出现的前三位症状为则为失眠(53.8%)、疲乏(44.3%)和头痛(42.9%)。不同症状发生情况详见表 2-3-1。

表 2-3-1　中国基于社区妇女的更年期症状发生率(%)

更年期症状	合计	育龄期妇女	绝经过渡期妇女	绝经后妇女
潮热	28.8	21.5	36.1	36.6
感觉异常	23.7	19.1	30.2	27.5
失眠	44.7	37.2	50.8	53.8
情绪波动	37.2	32.2	44.8	40.8
抑郁	18.3	14.5	24.2	21.2
眩晕	31.8	24.9	38.5	39.4
疲乏	40.4	35.8	46.4	44.3
关节痛、肌肉痛	31.6	23.2	37.2	42.3
头痛	36.0	30.6	40.1	42.9
心悸	21.6	16.7	27.3	26.3
皮肤蚁走感	10.4	7.7	13.4	13.1
性生活问题	21.1	12.7	26.7	32.0
泌尿道感染	15.0	12.4	19.6	16.4

数据来源:Wang X, Wang L, Di J, Zhang X, Zhao G.Prevalence and risk factors for menopausal symptoms in middle-aged Chinese women:a community-based cross-sectional study.Menopause.2021 Aug 30;28(11):1271-1278.

另一项历时三年(2018—2020 年)对来自中国 31 个省份更年期门诊的 4 063 名更年期妇女前瞻性队列研究结果显示,最容易出现的症状为泌尿生殖系统症状、感觉异常、认知症状、消极情绪和睡眠障碍。98.3% 的更年期妇女有泌尿生殖系统症状,其中前三位症状包括性趣减低(92.8%)、尿失禁(91.7%)和阴道干燥(91.6%),并且分别有 21.0%、20.1%、17.1% 有严重的是性趣减低、阴道疼痛和性快感下降症状。69.6% 和 62.3% 的更年期妇女会出现容易疲劳和腰背痛等感觉异常症状,68.1% 和 54.1% 会出现记忆力减退和注意力不集中的认知症状,65.4% 和 62.7% 会出现焦躁不安和情绪激动等消极情绪、64.1% 会出现失眠。而这些症状在绝经后妇女中更为明显。不同症状发生情况详见表 2-3-2。

表 2-3-2　中国更年期门诊妇女主要的更年期症状发生情况

更年期症状	合计	围绝经期妇女	绝经期妇女
1. 消极情绪			
焦躁不安	65.4	63.8	67.1
情绪激动	62.7	60.5	65.0
紧张	57.1	55.4	59.1
抑郁	56.9	55.2	58.7
焦虑	48.2	46.7	49.8
害怕	36.5	33.4	39.9
怀疑	34.9	33.3	36.6
哭泣	34.5	33.5	35.5
对生活或工作失去兴趣	27.3	26.2	28.6
2. 认知症状			
记忆力减退	68.1	65.6	70.1
注意力不集中	54.1	53.0	55.3
3. 睡眠障碍			
失眠	64.1	61.7	66.7
4. 血管舒缩症状			
潮热	42.5	39.8	45.4
盗汗	40.0	36.2	44.0
5. 泌尿生殖系统症状	98.3	98.1	98.5
6. 四肢疼痛 / 感觉异常			
容易疲劳	69.6	67.8	71.5
腰背痛	62.3	60.3	64.4
颈部痛	58.2	56.2	60.3
肌肉关节痛	52.9	48.5	57.7
痉挛	45.5	42.1	49.1

更年期症状	合计	围绝经期妇女	绝经期妇女
颈部活动受限	37.7	35.0	40.5
膝盖活动受限	34.5	31.6	37.5
背部活动受限	33.1	30.7	35.7
麻木	30.8	28.7	33.1
7. 自主神经障碍			
心悸	56.9	54.0	60.1
眩晕	50.4	49.1	51.8
头痛	50.3	49.5	51.2
耳鸣	40.5	38.2	43.0

数据来源：Zhang L，Ruan X，Cui Y，Gu M，Mueck AO.Menopausal symptoms among Chinese period and postmenopausal women：a large prospective single-center cohort study.Gynecol Endocrinol. 2021 Feb；37（2）：185-189.

二、老年女性自评健康

2019 年中国 60 岁及以上老年女性自评健康为"良好"（包括"好"和"非常好"）的比例为 44.8%，自评为"一般"的比例为 39.8%，自评为"较差"（包括"差"和"非常差"）的比例为 15.3%。老年女性的自评健康情况差于老年男性。无论是男性还是女性老人，自评健康水平均随着年龄的增加呈现先降后增的趋势，在 80~89 岁组时自评为"良好"的比例最低；该年龄组的老年女性健康自评为"良好"的比例为 41.7%，健康自评为"较差"的比例为 17.1%（表 2-3-3）。

表 2-3-3　2019 年中国老年人自评健康状况

年龄组（岁）	男性			女性			合计		
	良好	一般	较差	良好	一般	较差	良好	一般	较差
60~69	53.0	36.7	10.3	49.2	38.6	12.2	51.1	37.7	11.2
70~79	50.3	36.7	12.9	43.3	41.5	15.2	46.9	39.0	14.1
80~89	47.4	39.0	13.6	41.7	41.1	17.1	44.4	40.2	15.4
90~99	48.8	38.2	13.0	44.5	40.5	15.0	46.5	39.5	14.0
≥100	50.4	38.4	11.3	48.7	36.0	15.3	49.1	36.6	14.2
合计	49.6	37.8	12.6	44.8	39.8	15.3	46.9	38.9	14.2

数据来源：2019 年中国老年健康影响因素跟踪调查

在城市老年女性中,自评健康为"良好"的比例为 48.4%,自评为"一般"的比例为 36.8%,自评为"较差"的比例为 14.8%;在农村老年女性中,健康自评为"良好"、"一般"和"较差"的比例分别为 44.8%、39.9% 和 14.3%。在 60 岁及以上老年女性中,城市老年女性自评健康为"良好"的比例高于农村老年女性,但在不同年龄组,城乡之间存在差异。在 60 岁和 70 岁组,农村老年女性健康自评为"良好"的比例高于城市老年女性,但在 80 岁以后,城市老年女性的自评健康状况优于农村老年女性(表 2-3-4)。

表 2-3-4　中国城乡老年女性自评健康状况

年龄组（岁）	城市			乡镇			农村			合计		
	良好	一般	较差	良好	一般	较差	良好	一般	较差	良好	一般	较差
60~69	46.3	49.2	38.6	12.2	43.5	10.2	46.6	41.6	11.8	52.9	33.4	13.7
70~79	42.8	43.3	41.5	15.2	41.1	16.1	39.5	44.3	16.1	46.3	39.6	14.1
80~89	44.2	41.7	41.1	17.1	36.8	19.0	41.2	41.9	16.9	41.1	42.5	16.5
90~99	49.9	44.5	40.5	15.0	36.1	14.0	42.9	42.5	14.6	43.3	41.1	15.6
≥100	61.8	48.7	36.0	15.3	27.2	11.0	45.2	37.6	17.1	45.9	38.5	15.6
合计	48.4	44.8	39.8	15.3	36.8	14.8	42.5	41.7	15.8	44.8	39.9	14.3

数据来源:2019 年中国老年健康影响因素跟踪调查

三、老年综合征

老年综合征是指在老年人中发生率较高的,由多种疾病或多种原因导致的具有相同临床表现的一组症候群,包括痴呆、谵妄、听力受损、视觉受损、营养不良、肌肉衰减症、衰弱、行动障碍、步态障碍、跌倒、失禁、压疮,以及睡眠障碍、慢性疼痛、多重用药、慢性便秘等症状或疾病,严重损害老年人的生命质量,显著缩短老年人的健康期望寿命。本段重点关注老年综合征中的四项表现。

(一) 失禁

1. 尿失禁流行率　2012—2017 年中国老年女性尿失禁流行率在 12.2%~59.4% 之间,其中华东和华南地区流行率较低,分别为 12.2%~27.4% 和 17.6%,而西南、西北地区流行率则偏高,分别为 39.5% 和 59.4%,华北地区尿失禁流行率处于中等水平,为 23.6%~33.4%,东北和华中地区则未有研究数据(表 2-3-5)。

表 2-3-5　2012—2017 年中国各地区老年女性尿失禁流行率

年龄(岁)	调查省份	样本量(例)	老年女性尿失禁流行率(%)
东北	吉	5 486	/
西北	甘、新、陕	13 803	59.4
华北	京、津、冀、晋	19 393	23.6~33.4
华东	鲁、皖、苏、浙、沪、闽	17 902	12.2~27.4
华南	粤、桂	2 182	17.6
华中	鄂	1 067	/
西南	渝、云	2 604	39.5

数据来源:顾斐斐,徐燕.近 5 年我国女性尿失禁发病现况研究及对护理的启示.解放军护理杂志,2017,34(01):45-48+53.

2. **粪失禁流行率**　2014—2015 年来自辽宁、甘肃、广东、江苏、山西和贵州省的数据显示,60 岁及以上女性粪失禁总流行率为 1.12%,其中 60~69 岁和 70 岁及以上年龄组流行率分别为 0.98% 和 1.28%(表 2-3-6)。而在北方农村地区 65 岁以上女性中流行率达到 12.71%。

表 2-3-6　2014—2015 年中国老年女性粪失禁流行率

年龄组(岁)	n/N	流行率(%)
60~69	30/3 070	0.98
≥70	35/2 735	1.28
合计	65/5 805	1.12

数据来源:Li ZY,Zhang L,Xu T,et al.An epidemiology study of fecal incontinence in adult Chinese women living in urban areas.Chin Med J(Engl),2020,133(3):262-268.

3. **自报失禁流行率**　2019 年中国老年女性自报失禁流行率为 8.80%,城市居民为 12.4%,高于乡镇(7.8%)和农村(7.8%)居民。同时在不同的年龄阶段,60~69 岁老年女性自报失禁仅为 0.2%,70~79 岁为 1.3%,80~89 岁为 4.4%,而 90~100 岁及 100 岁以上年龄组则显著升高达到 11.7% 和 20.2%,城市、乡镇和农村老年女性人群中自报失禁随年龄增长具有相似的流行趋势(表 2-3-7)。

表 2-3-7 2019 年中国城乡老年女性自报失禁流行率

年龄组（岁）	城市	乡镇	农村	合计
60~69	0.0	0.0	0.6	0.2
70~79	1.9	1.6	0.9	1.3
80~89	6.1	3.3	4.3	4.4
90~99	17.8	9.5	10.3	11.7
≥100	31.2	18.1	17.2	20.2
合计	12.4	7.8	7.8	8.8

数据来源：2019 年中国老年健康影响因素跟踪调查

（二）慢性疼痛

国际疼痛研究协会将疼痛定义为"与实际或潜在组织损伤相关的一种不愉快的主观感受和情感体验"，如果这种疼痛持续>3 个月，则称为慢性疼痛，会严重影响生活质量，导致日常活动能力下降、食欲不佳、睡眠质量下降，引起焦虑、抑郁等不良情绪，严重的甚至导致自杀，给家庭和社会带来沉重的负担。中国老年人慢性疼痛患病率为 17.14%~49.8%，老年女性人群中慢性疼痛率达 57.67%。

（三）衰弱

衰弱是全身多系统（神经、代谢内分泌及免疫等）构成的稳态网体系受损，生理储备下降、抗打击能力减退及应激后恢复能力下降的综合表现，会增加老年人跌倒、失能、不良结局和死亡的风险。中国一项针对 5 844 名社区老年人实施老年综合评估的横断面研究显示，衰弱的总体加权患病率为 9.9%。女性中的衰弱患病率（12.1%）明显高于男性（7.7%）。

另一项在养老院开展的研究显示衰弱和衰弱前期的患病率分别为 55.6% 和38.5%。随着年龄的增长，衰弱的发生率显著增加，女性的患病率是 69.5%，男性的患病率是 30.5%。年长的女性，生活在私立机构，独居或与不熟悉的人一起生活，没有规律的锻炼（≤2 次 / 周），自我报告的健康状况不佳与衰弱的几率增加显著相关。

（四）睡眠障碍

一项对 22 省（市）社区人群进行的流行病学调查结果显示，老年人睡眠障碍的发病率为 49.9%，女性的睡眠质量差于男性。另外一篇随机效应模型荟萃分析结果显示，中国社区老年人群睡眠障碍总患病率为 41.2%，女性睡眠障碍患病率（45%）高于男性（35.7%），随着年龄增长，患病率呈增高趋势，南北方地区之间睡眠障碍患病率差别不大,而农村者(42%)高于城市者(36.4%)。但是,这些研究一定程度上均受到样本量大小及研究地区的差异等因素的限制,中国老年人群的睡眠障碍流行特征尚缺乏大规模的流行病学调查数据分析。

1. **失眠率**　2014 年中国 60 岁及以上老年女性失眠率达到 73%,城市居民为 69.6%,农村居民相对略高为 75.7%,各年龄组失眠率差异均不大,60~69 岁、70~79 岁和 80 岁及以上组分别为 71.4%、75.0% 和 74.5%(表 2-3-8)。

表 2-3-8　中国老年女性居民失眠率(%)

年龄组(岁)	城市	农村	合计
60~69	67.7	74.4	71.4
70~79	71.7	77.6	75.0
≥80	72.7	75.8	74.5
合计	69.6	75.7	73.0

数据来源:2014 年国民体质监测公报

2. **自报睡眠障碍发生率**　2010 年中国老年女性自报睡眠障碍发生率为 17.3%,60~64 岁、65~69 岁、70~74 岁、75~79 岁和 80 岁及以上发生率分别是 14.6%、18.3%、17.3%、19.3% 和 21%,随年龄增长呈现出升高趋势(表 2-3-9)。

表 2-3-9　2010 年中国老年女性自报睡眠障碍发生率(%)

年龄组(岁)	自报睡眠障碍
60~64	14.6
65~69	18.3
70~74	17.3
75~79	19.3
≥80	21
合计	17.3

数据来源:中国慢性病及其危险因素监测(2010)老年健康专题报告

老年女性自报睡眠障碍发生率城乡之间差异不大,分别为 15.8% 和 18.0%,不同地区间的差异也不明显,东部、中部和西部发生率分别为 16.0%、16.6% 和 20.1%(表 2-3-10)。

表 2-3-10　中国不同地区老年女性自报睡眠障碍患者率（%）

年龄组（岁）	合计	城乡		地区		
		城市	农村	东部	中部	西部
60~64	14.6	13.5	15.1	13.0	14.4	17.1
65~69	18.3	17.3	18.8	17.0	16.2	22.2
70~74	17.3	16.8	17.5	16.1	15.9	20.5
75~79	19.3	16.2	20.8	17.3	19.8	22.0
≥ 80	21.0	17.6	22.6	20.6	21.3	21.5
合计	17.3	15.8	18.0	16.0	16.6	20.1

数据来源：中国慢性病及其危险因素监测（2010）老年健康专题报告

3. **睡眠质量**　睡眠障碍是指睡眠的始发和/或维持发生障碍，导致睡眠时间或睡眠质量不能满足个体的生理需要，并且影响日间功能的综合征。中国老年女性自评睡眠质量情况在年龄组间呈现相似的分布趋势，城市居民中 80~89 岁组自评为"差"的比例高于其他年龄组为 24.54%，乡镇和农村地区居民类似，分别为 21.79% 和 20.60%。而 100 岁及以上组在城乡村地区居民中自评睡眠质量为"差"的比例均较其他年龄组低，为 11.78%、16.33% 和 13.32%（表 2-3-11）。

表 2-3-11　2019 年中国城乡老年女性自评睡眠质量情况（%）

年龄组	城市			农村			乡镇		
	差	一般	好	差	一般	好	差	一般	好
60~69	14.42	31.25	54.33	19.58	28.49	51.93	18.90	39.37	41.73
70~79	19.42	33.98	46.60	17.37	35.34	47.29	20.00	34.96	45.04
80~89	24.54	31.19	44.27	20.60	37.65	41.75	21.79	39.49	38.73
90~99	16.67	31.15	52.19	16.54	32.42	51.04	14.69	34.09	51.22
≥ 100	11.78	27.71	60.51	13.32	35.96	50.71	16.33	34.13	49.54

数据来源：2019 年中国老年健康影响因素跟踪调查

4. **睡眠时间**　2019 年中国 60 岁及以上老年女性平均睡眠时间介于 6.87~8.01 小时之间，其中 100 岁及以上年龄组睡眠时间长于其他年龄组为 7.97~8.91 小时，其次城市、乡镇和农村差异不大，分别为 6.71~8.51 小时、6.87~7.91 小时和 6.83~8.04 小时（表 2-3-12）。

表 2-3-12　2019 年中国城乡老年女性睡眠时间（小时）

年龄组	城市		农村		乡镇		合计	
	睡眠时间	标准差	睡眠时间	标准差	睡眠时间	标准差	睡眠时间	标准差
60~69	6.71	1.53	6.87	1.87	7.00	1.84	6.87	1.78
70~79	6.80	1.79	6.93	1.98	6.83	2.11	6.87	1.99
80~89	6.77	2.15	7.09	2.32	7.07	2.37	7.01	2.30
90~99	7.53	2.56	7.54	2.66	7.76	2.48	7.61	2.58
≥100	8.51	3.04	7.97	2.87	8.04	2.94	8.10	2.93

数据来源：2019 年中国老年健康影响因素跟踪调查

参 考 文 献

1. Luo Y, Wang K, Zou P, et al. Prevalence and Associated Factors of Fecal Incontinence and Double Incontinence among Rural Elderly in North China. Int J Environ Res Public Health, 2020, 17 (23): 9105.
2. Chen J, Qin J, Zhao QR, et al. Chronic pain and its association with obesity among older adults in China. Archives of Gerontology and Geriatrics: An International Journal Integrating Experimental, Clinical and Social Studies on Ageing, 2018.
3. Cao X, Chen Z, Wu L, et al. Co-occurrence of chronic pain, depressive symptoms, and poor sleep quality in a health check-up population in China: A multicenter survey. Journal of Affective Disorders, 2020.
4. Weiwei Liu, Martine Puts. Physical frailty and its associated factors among elderly nursing home residents in China. BMC Geriatrics, 2020, 20: 294.
5. 刘海娟, 陈长香, 郝习君. 老年人睡眠障碍及其影响因素. 中国老年学杂志, 2010, 30 (15): 2198-2200.
6. 熊风, 赖玉清, 涂嘉欣, 等. 中国老年人群睡眠障碍流行特征的 Meta 分析. 中国循证医学杂志, 2019, 19 (4): 398-403.

第四节　小　　结

本章是关于不同生命周期女性健康状况及重点问题的数据报告，包括青春女性、育龄期女性、更老年女性健康状况等。现将本章主要结果小结如下：

1. 过去几十年，我国儿童青春期女性健康状况变化明显，生长发育状况逐年提升，月经初潮年龄提前，但视力不良、高血压等发生率不断升高，体质健康呈现持续降低趋势。

➢ 2019 年,我国女性青少年身高平均增长 6.1cm,增量为全球第三。

➢ 2005—2014 年,我国汉族女性青少年月经初潮年龄提前了 6 个月,1985—2010 年少数民族女性青少年月经初潮年龄提前了 4.5 个月。

➢ 2008—2017 年中国 6~22 岁学生群体甲乙丙类法定报告传染病发病率、发病例数以及死亡例数整体呈下降趋势。

➢ 2000—2014 年,中国 7~18 岁女生的视力不良率呈现不断升高的趋势,这一趋势在 7~12 岁、13~15 岁、16~18 岁以及城市和乡村儿童青少年中保持一致。

➢ 13~18 岁女性高血压检出率在 1985—2005 年呈降低趋势,但 2005—2014 年有所上升,且到 2014 年高血压检出率达到最高。

➢ 我国儿童青少年的综合体质水平在 1995 年处于峰值,在 1985—1995 年期间,处于增长趋势,但之后持续处于下降趋势。

2. 我国育龄期女性生育力达到极低生育率水平,不孕不育率升高,已婚育龄女性总避孕率处于较高水平。

➢ 2006—2016 年我国的总和生育率在 1.65 上下波动,但 2017 年后,总和生育率出现迅速下降,到 2020 年达到 1.3,达到极低生育率水平,远低于人口更替水平。

➢ 中国不孕症患病率从 2007 年的 11.9% 上升到 2010 年的 15.5%。

➢ 2006—2016 年,育龄女性平均初婚年龄和初育年龄呈现不同幅度的上升,初婚初育间隔呈现先缩小后扩大的趋势。

➢ 2002—2010 年,中国总避孕率平均为 89.9%,2011 年后总避孕率有所下降,到 2018 年为 80.6%,但仍保持在全球最高水平。

3. 生殖道感染特别是性传播疾病仍是影响我国妇女健康的重要问题。

➢ 女性滴虫性阴道炎、尖锐湿疣发病总体呈下降趋势,滴虫性阴道炎由 2010 年的 13.2% 下降为 2019 年的 11.0%,尖锐湿疣由 2010 年的 33.8% 下降为 2019 年的 19.2%,但仍持续在较高水平。

➢ 女性艾滋病、艾滋病感染人数及梅毒人数逐年增加。

4. 孕期贫血、妊娠糖尿病、妊娠期高血压综合征等妊娠合并症仍是威胁我国孕产妇健康的主要问题。

➢ 中国孕妇贫血率为 13.6%,其中城乡均为 13.6%。与 2015 年发布结果比,孕妇贫血率下降 3.6 个百分点,其中城乡分别下降 3.3、3.9 个百分点。

➢ 中国近 15 年妊娠糖尿病患病率为 12.9%,总体呈上升趋势。

➢ 2014—2018 年分娩的单胎孕妇妊娠期高血压疾病总发生率为 6.4%,且城市高于农村。

5. 睡眠障碍、疲乏、尿失禁、慢性疼痛等是女性更年期或老年综合征的常见症状。

➢ 我国 44.7%~53.8% 和 40.4%~44.3% 的更年期妇女会出现失眠、疲乏症状。

➢ 2012—2017 年中国老年女性尿失禁流行率在 12.2%~59.4% 之间。

➢ 老年女性人群中慢性疼痛率达 57.67%。

➢ 社区老年女性睡眠障碍患病率为 45%,明显高于男性(35.7%),并且随着年龄增长,患病率呈增高趋势。

第三章

女性营养状况

女性肩负着下一代的孕育、家庭的支撑以及社会的发展等重要职责,女性健康是人类可持续发展的前提和基础。而营养作为人类生存的基本条件和人类健康及社会发展的基石,是维护和保证女性健康的重要一环。

2014 年 11 月在罗马召开的第二届国际营养大会通过了《营养问题罗马宣言》,旨在"采取全球行动,消除一切形式的营养不良"。明确了三种主要营养不良的形式,即营养不足(蛋白质 - 能量缺乏),多表现为低体重、消瘦等形式;第二种是微量营养素缺乏症,由于其发生隐蔽不易察觉,因此也被称为"隐性饥饿";第三种是以超重肥胖为表现的营养不良。改革开放以来,中国经济持续快速发展。各种经济、教育和卫生政策的实施塑造了社会的发展,居民生活水平不断提高,极大地影响了中国人的饮食和相关的营养不良问题。各年龄段女性的饮食结构、营养状况也发生了显著的变化。膳食营养的改善带来了身体素质的提升和预期寿命的增长,但普遍存在的不合理的膳食结构和不健康饮食习惯导致超重肥胖、微量营养素缺乏和与之相关的多种慢性病的陡增。

《中国妇女发展纲要(2011—2020 年)》和《国民营养计划(2017-2030)》明确提出了改善妇女、儿童营养不良状况的行动指标,同时提出要提高妇女营养水平,开展健康和营养知识的宣传普及和教育,提倡科学、合理的膳食结构和习惯。明确我国全生命周期女性的营养状况、饮食结构及相关营养问题,提供基础数据和改善方向,是一项重要的研究工作,对于践行健康中国行动,实现健康中国愿景具有深远意义。

第一节　0~5 岁女童营养状况

一、发育状况

(一)身高

2020 年中国居民营养与健康状况监测报告显示,中国城市 6 岁以下女童各月龄组的平均身高 / 身长高于农村,且随年龄增长,城乡间女童身高 / 身长差距加大(表 3-1-1)。与 2013 年、2002 年和 1992 年全国营养与健康监测结果相比,中国城乡 24~71.9 月龄女童各组的平均身高 / 身长均有增长,农村增长幅度高于城市(表 3-1-2)。

表 3-1-1　中国 6 岁以下女童平均身高 / 身长（cm）

年龄（月）	全国	城市	农村
6	67.9	68.0	67.8
12	75.6	76.0	75.3
23	85.9	86.8	85.3
24~	90.5	91.6	89.7
36~	98.5	99.7	97.7
48~	105.6	106.7	104.8
60~71.9	111.9	113.3	110.9

数据来源：中国居民营养与慢性病状况报告（2020 年）

表 3-1-2　中国 2~5 岁女童平均身高 / 身长变化（cm）

年龄（月）	城市				农村			
	1992	2002	2013	2015—2017	1992	2002	2013	2015—2017
24~	88.2	89.0	91.1	91.6	84.7	86.2	88.8	89.7
36~	94.5	98.8	98.7	99.7	91.0	94.2	96.9	97.7
48~	99.9	105.0	105.7	106.7	97.4	101.0	104.2	104.8
60~71.9	106.6	111.5	112.7	113.3	103.8	107.4	109.5	110.9

数据来源：中国居民营养与健康状况调查报告之三（2002）；中国居民营养与慢性病状况报告；中国居民营养与慢性病状况报告（2020 年）

（二）体重

2020 年中国居民营养与健康状况监测报告显示，中国 6 月龄女童的体重为 8.2kg，城乡一致；12 月龄女童的体重为 9.8kg，城市略高于农村；23 月龄女童的体重为 12.2kg，城市高于农村；24~71.9 月龄城市女童体重均高于农村，且随年龄增长城乡间女童体重差距加大（表 3-1-3）。与 2013 年、2002 年和 1992 年全国营养与健康监测结果相比，中国 24~71.9 月农村女童各月龄组的体重均有增长，城市 36~47.9 月龄女童体重有所增长，农村女童体重增长幅度高于城市（表 3-1-4）。

表 3-1-3　中国 6 岁以下女童平均体重（kg）

年龄（月）	全国	城市	农村
6	8.2	8.2	8.2
12	9.8	10.0	9.7
23	12.2	12.7	11.9

年龄（月）	全国	城市	农村
24~	13.2	13.5	13.0
36~	15.3	15.7	15.1
48~	17.3	17.6	17.1
60~71.9	19.5	20.1	19.0

数据来源：中国居民营养与慢性病状况报告（2020 年）

表 3-1-4　中国 2~5 岁女童体重变化（kg）

年龄（月）	城市				农村			
	1992	2002	2013	2015~2017	1992	2002	2013	2015~2017
24~	12.7	12.7	13.5	13.5	11.7	11.9	12.9	13.0
36~	14.5	15.4	15.5	15.7	13.2	13.8	15.0	15.1
48~	15.9	17.0	17.6	17.6	15.0	15.5	16.9	17.1
60~71.9	17.7	19.0	20.1	20.1	16.6	17.1	18.8	19.0

数据来源：中国居民营养与健康状况调查报告之三（2002）；中国居民营养与慢性病状况报告；中国居民营养与慢性病状况报告（2020 年）

二、营养不良状况

（一）营养不足

2020 年中国居民营养与健康状况监测报告显示，中国 0~5 岁女童生长迟缓率为 4.2%，低体重率为 1.9%，消瘦率为 2.0%。城市各年龄组女童的生长迟缓率和消瘦率普遍低于农村。与 2013 年、2002 年全国居民营养与健康监测结果相比，0~5 岁女童的生长迟缓率（2002 年、2010—2013 年、2015—2017 年分别为：15.4%、7.4% 和 4.2%）、低体重率（2002 年、2010—2013 年、2015—2017 年分别为：5.4%、2.4% 和 1.9%）和消瘦率（2002 年、2010—2013 年、2015—2017 年分别为：2.3%、2.0% 和 2.0%）均呈降低趋势。农村女童的生长迟缓率和低出生体重率下降显著，但是女童消瘦率无论在全国还是城乡水平改善趋势不明显。

1. 生长迟缓率　2020 年中国居民营养与健康状况监测报告显示，中国 6 岁以下女童生长迟缓率为 4.2%，其中城乡分别为 2.9%、5.1%，农村各组女童的生长迟缓率均高于城市（表 3-1-5）。不同年龄组中，2~2.9 岁组女童生长迟缓率最高,城市女童 1~1.9 岁组生长迟缓率最高,农村 5~5.9 岁组生长迟缓率最高。与 2015 年全国居民营养与健康监测发布结果相比,中国 6 岁以下女童生长迟缓率下降 3.2 个百分点。

表 3-1-5 中国 6 岁以下女童生长迟缓率(%)

年龄(岁)	全国	城市	农村
0~	2.6	1.5	3.3
1~	4.8	4.6	5.0
2~	5.0	3.4	6.1
3~	3.6	2.3	4.5
4~	4.6	2.9	5.7
5~	4.5	2.1	6.2
合计	4.2	2.9	5.1

数据来源:中国居民营养与慢性病状况报告(2020 年)

2. **低体重率** 2020 年中国居民营养与健康状况监测报告显示,中国 6 岁以下女童低体重率为 1.9%,其中城乡分别为 1.3%、2.3%,除 1~1.9 岁组,其他年龄组城市女童低体重率均低于农村女童(表 3-1-6)。农村除 2~2.9 岁组,其他各年龄组女童低体重率随年龄增加有升高趋势,城市 1~1.9 岁组女童低体重率最高为 2.9%。与 2015 年全国居民营养与健康监测发布结果相比,中国 6 岁以下女童低体重率下降 0.5 个百分点。

表 3-1-6 中国 6 岁以下女童低体重率(%)

年龄(岁)	全国	城市	农村
0~	1.2	0.6	1.5
1~	2.2	2.9	1.8
2~	1.9	1.2	2.4
3~	1.5	0.7	2.0
4~	1.9	1.2	2.3
5~	2.9	1.3	4.1
合计	1.9	1.3	2.3

数据来源:中国居民营养与慢性病状况报告(2020 年)

3. **消瘦率** 2020 年中国居民营养与健康状况监测报告显示,中国 6 岁以下女童消瘦率为 2.0%,其中城乡分别为 1.6%、2.3%,除 4~4.9 岁组,其他年龄组城市女童消瘦率均低于农村女童(表 3-1-7)。2020 年报告的女童消瘦率与 2015 年全国居民营养与健康监测发布结果相同。

表 3-1-7　中国 6 岁以下女童消瘦率(%)

年龄(岁)	全国	城市	农村
0~	2.5	2.1	2.7
1~	1.6	1.5	1.8
2~	2.0	1.0	2.7
3~	1.4	1.2	1.5
4~	2.2	2.3	2.1
5~	2.5	1.4	3.4
合计	2.0	1.6	2.3

数据来源:中国居民营养与慢性病状况报告(2020 年)

(二)超重肥胖率

2020 年中国居民营养与健康状况监测报告显示,中国 6 岁以下女童超重率为 5.4%,肥胖率为 2.7%,农村 6 岁以下女童的超重肥胖率均高于城市(表 3-1-8)。与 2013 年营养状况监测结果相比,超重率有所下降(5.4% *vs.*7.2%),而肥胖率有所上升(2.7% *vs.* 2.5%)。

表 3-1-8　中国 6 岁以下女童超重肥胖率(%)

年龄(岁)	超重率			肥胖率		
	全国	城市	农村	全国	城市	农村
0~	9.1	7.8	9.9	4.5	3.4	5.3
1~	5.3	4.7	5.8	2.6	2.6	2.6
2~	3.2	3.7	2.9	1.9	1.8	2.0
3~	2.6	2.0	3.0	1.4	0.8	1.9
4~	2.7	2.7	2.7	1.7	1.6	1.8
5~	10.1	10.9	9.5	4.5	5.1	4.1
合计	5.4	5.2	5.5	2.7	2.5	2.9

数据来源:中国居民营养与慢性病状况报告(2020 年)

(三)贫血率

2020 年中国居民营养与健康状况监测报告显示,中国 6 岁以下(不包含 6 个月以下)女童贫血率为 20.8%,其中城乡分别为 14.5%、25.4%。2 岁以下(不包含 6 个月以下）女童贫血率为 36.5%，2~6 岁女童贫血率为 14.7%。

三、母乳喂养率

2017 年中国 6 个月以内婴儿的纯母乳喂养率城乡均为 34.1%（表 3-1-9）。与 2013 年相比，6 个月内婴儿的纯母乳喂养率升高 13.3 个百分点，城市上升 15.7 个百分点，农村上升 10.5 个百分点。4 个月内婴儿的纯母乳喂养率为 43.6%，4~6 月龄婴儿的纯母乳喂养率为 24.8%。

表 3-1-9 中国 6 个月内纯母乳喂养率（%）

性别	2013 年			2017 年		
	全国	城市	农村	全国	城市	农村
男	20.9	20.8	20.9	32.2	33.1	31.4
女	20.8	19.6	22.3	36.0	35.1	36.9
合计	20.8	18.4	23.6	34.1	34.1	34.1

数据来源：中国居民营养与慢性病状况报告（2020 年）

四、3~5 岁女童食物营养素摄入状况

（一）食物摄入状况

根据 2020 年中国居民营养与健康状况监测报告，3~5 岁女童的食物摄入量见表 3-1-10。城市 3~5 岁女童粮谷类和烹调盐摄入量低于农村，蔬菜和水果、畜禽肉类、蛋类、鱼虾等水产类、乳类及其制品、大豆及其制品摄入量高于农村，其中乳类及其制品是农村女童的 2 倍。

表 3-1-10 中国 3~5 岁女童平均每人每天主要食物摄入量（g）

食物种类	全国	城市	农村
米及其制品	130.7	82.0	157.5
面及其制品	54.7	45.9	59.6
大豆及其制品	4.1	4.3	4.0
新鲜蔬菜	94.2	100.8	90.6
新鲜水果	34.2	38.4	31.9

续表

食物种类	全国	城市	农村
畜肉类	35.6	37.3	34.6
禽肉类	6.7	8.5	5.7
鱼虾等水产类	8.4	10.4	7.3
蛋类	21.5	22.4	21.0
乳类及其制品	55.1	80.4	41.2
烹调油	24.2	24.5	24.0
烹调盐	5.5	5.1	5.8

数据来源：中国居民营养与慢性病状况报告（2020 年）

（二）能量及主要营养素摄入状况

3~5 岁女童平均每人每天能量摄入量为 1 205.4kcal，城市低于农村；蛋白质为 33.8g，城市略低于农村，城乡女童均达到推荐摄入量水平；脂肪为 44.3g，城市高于农村；碳水化合物为 170.9g，城市低于农村。3~5 岁城市女童视黄醇当量、抗坏血酸、钙摄入量高于农村，维生素 E、铁、锌、钠和膳食纤维摄入量低于农村女童（表 3-1-11）。

表 3-1-11　中国 3~5 岁女童平均每人每天能量及主要营养素摄入量

摄入种类	全国	城市	农村
能量（kcal）	1 205.4	1 086.4	1 268.4
蛋白质（g）	33.8	32.7	34.4
脂肪（g）	44.3	46.3	43.2
碳水化合物（g）	170.9	137.6	188.5
视黄醇当量（μg）	229.5	284.7	200.3
维生素 E（mg）	21.0	19.0	22.0
抗坏血酸（mg）	33.5	37.3	31.5
钙（mg）	210.7	242.8	193.7
铁（mg）	11.3	10.5	11.6
锌（mg）	6.0	5.4	6.4
钠（mg）	3 734.1	3 633.9	3 787.1
膳食纤维（g）	4.8	4.7	4.9

数据来源：中国居民营养与慢性病状况报告（2020 年）

第二节　6~17 岁女孩营养状况

一、营养不良状况

（一）营养不足

2020 年中国居民营养与健康状况监测报告显示，中国 6~17 岁女孩生长迟缓率为 1.9%，消瘦率为 7.0%。与 2013 年、2002 年全国居民营养与健康监测结果相比，6~17 岁女孩的生长迟缓率（2002 年、2010—2013 年、2015—2017 年分别为：5.9%、2.8% 和 1.9%）和消瘦率（2002 年、2010—2013 年、2015—2017 年分别为：10.8%、7.3% 和 7.0%）均呈降低趋势。农村 6~17 岁女孩的生长迟缓率（2002 年、2010—2013 年、2015—2017 年分别为：8.3%、3.9% 和 2.6%）和消瘦率（2002 年、2010—2013 年、2015—2017 年分别为：12.0%、7.8% 和 7.1%）下降显著，城市女孩生长迟缓率降低 0.5 个百分点（2010—2013 年、2015—2017 年分别为：1.5% 和 1.0%），但是消瘦率增加 0.1 个百分点（2010—2013 年、2015—2017 年分别为：6.7% 和 6.8%）。

1. 生长迟缓率　2020 年中国居民营养与健康状况监测报告结果显示，中国 6~17 岁女孩生长迟缓率为 1.9%，其中城乡分别为 1.0% 和 2.6%，与 2015 年报告结果相比降低 0.9 个百分点。除 6~6.9 岁组，农村女孩其他年龄组的生长迟缓率均高于城市女孩（表 3-2-1）。

表 3-2-1　中国 6~17 岁女孩生长迟缓率（%）

年龄（岁）	全国	城市	农村
6~	0.8	0.9	0.8
7~	2.0	0.8	2.8
8~	1.2	0.5	1.6
9~	1.2	0.5	1.8
10~	2.1	0.7	3.1
11~	1.6	0.3	2.4
12~	1.0	0.2	1.7

年龄（岁）	全国	城市	农村
13~	1.5	0.2	2.7
14~	1.9	0.4	3.0
15~	2.6	2.3	3.0
16~	2.5	1.3	3.9
17~	3.5	3.0	3.9
合计	1.9	1.0	2.6

数据来源：中国居民营养与慢性病状况报告（2020年）

2. **消瘦率**　2020年中国居民营养与健康状况监测报告结果显示，中国6~17岁女孩消瘦率为7.0%，城市女孩消瘦率略低于农村（表3-2-2）。

表3-2-2　中国6~17岁女孩消瘦率（%）

年龄（岁）	全国	城市	农村
6~	8.5	10.3	7.1
7~	10.7	12.3	9.4
8~	6.2	6.5	6.0
9~	11.8	10.9	12.6
10~	9.2	9.4	9.0
11~	7.2	5.8	8.0
12~	5.9	5.5	6.3
13~	5.3	4.2	6.4
14~	6.4	4.5	7.7
15~	4.0	3.7	4.3
16~	5.7	5.8	5.5
17~	5.1	6.5	3.5
合计	7.0	6.8	7.1

数据来源：中国居民营养与慢性病状况报告（2020年）

(二)超重肥胖率

2020年中国居民营养与健康状况监测报告结果显示，中国6~17岁女孩超重肥胖率分别为 9.3% 和 5.6%，城市均高于农村（表 3-2-3）。与 2015 年发布结果调整后值（按照最新的《学龄儿童少年超重与肥胖筛查标准（WS/T 586-2018）》重新计算超重、肥胖率的结果）相比，中国 6~17 岁女孩超重率上升 0.1 个百分点（9.2% *vs.* 9.3%），其中城市均上升 0.6 个百分点（10.2% *vs.* 10.8%），农村下降 0.2 个百分点（8.1% *vs.* 7.9%）；中国 6~17 岁女孩肥胖率下降 0.4 个百分点（6.0% *vs.* 5.6%），其中城市下降 0.1 个百分点（6.9% *vs.* 6.8%），农村下降 0.5 个百分点（5.0% *vs.* 4.5%）。

表 3-2-3　中国 6~17 岁女孩超重肥胖率（%）

年龄（岁）	超重率			肥胖率		
	全国	城市	农村	全国	城市	农村
6~	12.1	13.0	11.4	7.4	10.8	5.0
7~	11.1	14.5	8.6	6.4	8.1	5.1
8~	8.5	8.5	8.5	8.6	12.1	6.0
9~	8.6	9.1	8.2	6.5	7.5	5.7
10~	7.4	9.8	5.8	6.5	7.0	6.1
11~	7.2	9.3	5.8	5.8	7.2	4.9
12~	8.2	9.9	6.6	6.2	8.0	4.5
13~	9.2	10.9	7.7	3.8	3.5	4.1
14~	9.9	10.6	9.4	3.9	6.1	2.4
15~	11.2	12.5	9.8	5.2	6.2	4.1
16~	10.2	11.2	8.9	4.0	5.5	2.0
17~	7.6	8.8	6.3	2.4	2.1	2.8
合计	9.3	10.8	7.9	5.6	6.8	4.5

数据来源：中国居民营养与慢性病状况报告（2020 年）

（三）贫血率

2020 年中国居民营养与健康状况监测报告结果显示，中国 6~11 岁女童贫血率为 4.5%，其中城乡分别为 3.5%、5.0%。与 2015 年发布结果比，6~11 岁女童贫血率下降 0.9 个百分点（表 3-2-4）。12~17 岁女孩贫血率为 10.4%，其中城乡分别为 8.6%、12.2%，与 2015 年发布结果比，12~17 岁女孩贫血率增加 1.3 个百分点（表 3-2-4）。

表 3-2-4　中国 6~17 岁女孩贫血率（%）

年龄（岁）	地区	2010—2013 年	2015—2017 年
6~11	全国	5.4	4.5
	城市	5.0	3.5
	农村	5.8	5.2
12~17	全国	9.1	10.4
	城市	9.4	8.6
	农村	8.8	12.2

数据来源：中国居民营养与慢性病状况报告（2020 年）

（四）微量营养素缺乏状况

1. 维生素 A 营养状况　中国 6~17 岁女孩维生素 A 缺乏率为 0.82%，其中城乡分别为 0.64%、1.24%；6~11 岁、12~17 岁分别为 1.28%、0.41%（表 3-2-5）。

表 3-2-5　中国 6~17 岁女孩血清维生素 A 缺乏率[*]（%）

年龄（岁）	全国	城市	农村
6~11	1.28	1.07	1.43
12~17	0.41	0.30	0.53
合计	0.82	0.63	1.00

注：* 维生素 A 缺乏率判定标准：血清（浆）中视黄醇浓度 <0.2mg/L（0.7μmol/L）。
数据来源：中国居民营养与慢性病状况报告（2020 年）

2. 铁蛋白营养状况　中国 6~17 岁女孩低血清铁蛋白率为 16.9%，高于男孩 10.8 个百分点，其中城乡分别为 18.0%、16.0%；6~11 岁、12~17 岁分别为 5.5%、27.6%（表 3-2-6）。

表 3-2-6　中国 6~17 岁女童低血清铁蛋白率[*]（%）

年龄（岁）	全国	城市	农村
6~11	5.5	6.0	5.2
12~17	27.6	27.1	28.1
合计	16.9	18.0	16.0

注：* 血清铁蛋白小于 25 ng/ml 判定为低血清铁蛋白。
数据来源：中国居民营养与慢性病状况报告（2020 年）

二、食物营养素摄入状况

(一) 6~11 岁女童主要食物摄入状况

2020 年中国居民营养与健康状况监测报告的 6~11 岁女童的食物摄入量见表 3-2-7。城市 6~11 岁女童粮谷类、烹调油和烹调盐摄入量低于农村,新鲜蔬菜和水果、畜禽肉类、蛋类、鱼虾等水产类、乳类及其制品、大豆类及制品摄入量均高于农村女童。

表 3-2-7　中国 6~11 岁女童平均每人每天主要食物摄入量(g)

食物种类	全国	城市	农村
米及其制品	108.2	98.6	117.0
面及其制品	83.4	84.1	82.7
大豆及其制品	7.9	8.1	7.6
新鲜蔬菜	153.7	164.6	143.7
新鲜水果	52.2	61.0	44.0
畜肉类	72.7	81.9	64.3
禽肉类	16.3	20.3	12.6
鱼虾等水产类	15.2	20.0	10.8
蛋类	33.2	37.4	29.3
乳类及其制品	69.8	92.6	48.9
烹调油	32.3	29.3	35.1
烹调盐	7.3	6.8	7.7

数据来源:中国居民营养与慢性病状况报告(2020 年)

(二) 6~11 岁女童主要营养素摄入状况

6~11 岁女童平均每人每天能量摄入量为 1 559.7kcal,蛋白质为 49.1g,脂肪为 67.8g,碳水化合物为 193.2g,城市均高于农村。6~11 岁城市女童视黄醇当量、抗坏血酸、钙、铁、锌、摄入量高于农村,维生素 E 和钠摄入量低于农村女童(表 3-2-8)。

表 3-2-8　中国 6~11 岁女童平均每人每天能量及主要营养素摄入量

摄入种类	全国	城市	农村
能量（kcal）	1 559.7	1 600.5	1 522.2
蛋白质（g）	49.1	54.1	44.5
脂肪（g）	67.8	69.3	66.4
碳水化合物（g）	193.2	195.2	191.4
视黄醇当量（μg）	334.3	403.6	270.7
维生素 E（mg）	28.6	26.8	30.3
抗坏血酸（mg）	50.7	54.8	46.9
钙（mg）	290.6	331.6	253.1
铁（mg）	15.3	16.1	14.6
锌（mg）	7.8	8.3	7.3
钠（mg）	4 132.9	4 038.0	4 219.9
膳食纤维（g）	7.3	7.6	7.0

数据来源：中国居民营养与慢性病状况报告（2020 年）

（三）12~17 岁女孩主要食物摄入状况

2020 年中国居民营养与健康状况监测报告的 12~17 岁女孩的食物摄入量见表 3-2-9。城市 12~17 岁女孩粮谷类烹调油和烹调盐摄入量低于农村女孩，蔬菜和水果、畜禽肉类、蛋类、鱼虾等水产类、乳类及其制品、大豆及制品摄入量均高于农村女孩。

表 3-2-9　中国 12~17 岁女孩平均每人每天主要食物摄入量（g）

食物种类	全国	城市	农村
米及其制品	132.7	122.0	142.0
面及其制品	109.3	110.5	108.3
大豆及其制品	10.1	10.6	9.7
新鲜蔬菜	173.8	184.4	164.4
新鲜水果	50.5	53.4	48.0
畜肉类	80.5	88.9	73.1
禽肉类	22.5	28.0	17.7
鱼虾等水产类	14.9	20.4	10.1
蛋类	30.5	33.1	28.2
乳类及其制品	71.1	82.1	61.4
烹调油	37.1	34.0	39.8
烹调盐	8.4	7.7	9.0

数据来源：中国居民营养与慢性病状况报告（2020 年）

（四）12~17 岁女孩的主要营养素摄入状况

12~17 岁女孩平均每人每天能量摄入量为 1 876.1kcal，蛋白质为 57.4g，脂肪为 78.5g，碳水化合物为 241.3g，除能量和蛋白质摄入量城市高于农村，其他主要供能营养素城乡摄入相当。12~17 岁城市女孩视黄醇当量、抗坏血酸、钙、铁、锌、摄入量高于农村，维生素 E 和钠摄入量低于农村女孩（表 3-2-10）。

表 3-2-10 中国 12~17 岁女孩平均每人每天能量及主要营养素摄入量

摄入种类	全国	城市	农村
能量（kcal）	1 876.1	1 896.3	1 858.4
蛋白质（g）	57.4	62.3	53.1
脂肪（g）	78.5	78.6	78.5
碳水化合物（g）	241.3	241.3	241.4
视黄醇当量（μg）	352.9	413.6	299.6
维生素 E（mg）	35.0	31.7	38.0
抗坏血酸（mg）	60.3	63.4	57.5
钙（mg）	328.8	359.3	302.0
铁（mg）	18.3	19.2	17.5
锌（mg）	9.2	9.7	8.7
钠（mg）	4 880.9	4 752.2	4 993.9
膳食纤维（g）	9.0	9.3	8.7

数据来源：中国居民营养与慢性病状况报告（2020 年）

第三节 18~59 岁成年女性营养状况

一、营养不良状况

（一）低体重率

2020 年中国居民营养与健康状况监测报告显示，中国 18 岁及以上成年女性低体重营养不良率为 4.6%，其中城乡分别为 4.8%、4.3%。18~44 岁、45~59 岁女性低体重率分别为 6.2% 和 1.5%（表 3-3-1）。其中 18~44 岁城市女性低体重率高于农村，45~59 岁女性低体重率城乡相同。与 2015 年发布结果比，中国 18~44

岁女性居民低体重营养不良率下降 1.7 个百分点,城乡降幅一致;45~59 岁女性低体重率下降 1 个百分点,农村女性低体重率的降幅高于城市女性(表 3-3-1)。

表 3-3-1　中国 18 岁及以上女性居民低体重营养不良率(%)

年龄(岁)	2010—2013 年			2015—2017 年		
	全国	城市	农村	全国	城市	农村
18~44	7.9	8.4	7.3	6.2	6.7	5.6
45~59	2.5	2.0	3.1	1.5	1.5	1.5
≥18	6.0	5.7	6.3	4.6	4.8	4.3

数据来源:中国居民营养与慢性病状况报告(2020 年)

(二)超重肥胖率

2020 年中国居民营养与健康状况监测报告显示,中国 18 岁及以上女性居民超重率为 32.5%,其中 18~44 岁女性超重率为 27.1%,45~59 岁女性超重率为 41.2%,农村均高于城市。与 2015 年发布结果比,18~44 岁女性超重率上升 2.2 个百分点,45~59 岁女性上升 2.9 个百分点(表 3-3-2)。

表 3-3-2　中国 18 岁及以上女性居民超重率(%)

年龄(岁)	2010—2013 年			2015—2017 年		
	全国	城市	农村	全国	城市	农村
18~44	24.9	24.4	25.4	27.1	25.5	29.2
45~59	38.3	39.5	36.9	41.2	39.8	42.5
≥18	29.9	30.9	28.8	32.5	31.1	34.0

数据来源:中国居民营养与慢性病状况报告(2020 年)

中国 18 岁及以上女性居民肥胖率为 14.7%,其中 18~44 岁女性肥胖率为 12.7%,45~59 岁女性肥胖率为 18.4%,农村均高于城市。与 2015 年发布结果比,18~44 岁女性肥胖率上升 3.9 个百分点,45~59 岁女性上升 2.6 个百分点(表 3-3-3)。

表 3-3-3　中国 18 岁及以上女性居民肥胖率(%)

年龄(岁)	2010—2013 年			2015—2017 年		
	全国	城市	农村	全国	城市	农村
18~44	8.8	9.0	8.8	12.7	11.6	14.1
45~59	15.8	16.1	15.5	18.4	17.4	19.3
≥18	11.7	12.3	11.0	14.7	14.0	15.5

数据来源:中国居民营养与慢性病状况报告(2020 年)

（三）贫血率

2020 年中国居民营养与健康状况监测报告显示,中国 18 岁及以上成年女性居民贫血率为 13.2%,其中城乡分别为 12.0%、14.4%;18~44 岁、45~59 岁女性居民贫血率分别为 14.5%、11.7%,城市女性的贫血率低于农村女性(表 3-3-4)。与 2015 年发布结果比,中国 18~44 岁女性居民贫血率下降 0.5 个百分点,其中城市女性下降 2.6 个百分点,而农村同年龄段女性贫血率增加 2 个百分点;45~59 岁女性贫血率增加 0.1 个百分点,其中城市女性下降 0.1 个百分点,农村同年龄段女性增加 0.2 个百分点(表 3-3-4)。

表 3-3-4　中国 18 岁及以上女性居民贫血率(%)

年龄(岁)	2012 年			2018 年		
	全国	城市	农村	全国	城市	农村
18~44	15.0	15.4	14.5	14.5	12.8	16.5
45~59	11.6	11.5	11.8	11.7	11.4	12.0
≥18	13.6	13.8	13.4	13.2	12.0	14.4

数据来源:中国居民营养与慢性病状况报告(2020 年)

（四）微量营养素缺乏状况

1. **维生素 A 缺乏状况**　中国 18 岁及以上女性居民维生素 A 缺乏率为 0.61%,其中城乡分别为 0.50%、0.72%;18~44 岁、45~59 岁女性维生素 A 缺乏率分别为 0.69% 和 0.29%,城市均低于农村(表 3-3-5)。

表 3-3-5　中国 18 岁及以上女性居民血清维生素 A 缺乏率(%)

年龄(岁)	全国	城市	农村
18~44	0.69	0.55	0.87
45~59	0.29	0.23	0.36
≥18	0.61	0.50	0.72

注:维生素 A 缺乏率判定标准:血清(浆)中视黄醇浓度<0.2mg/L(0.7μmol/L)。
数据来源:中国居民营养与慢性病状况报告(2020 年)

2. **铁蛋白营养状况**　中国 18 岁及以上女性居民低血清铁蛋白率为 24.1%,其中城乡分别为 24.0%、24.3%;18~44 岁女性低血清铁蛋白率为 24.0%,城市低于农村,45~59 岁组女性低血清铁蛋白率为 24.3%,城市高于农村,孕妇低血清铁蛋白率为 54.4%(表 3-3-6)。

表 3-3-6　中国 18 岁及以上居民低血清铁蛋白率（%）

年龄（岁）	合计	城市	农村
18~44	33.4	31.4	35.7
45~59	16.6	17.1	16.1
≥18	24.1	24.0	24.3
孕妇	54.4	53.3	56.0

注：血清铁蛋白小于 25ng/ml 判定为低血清铁蛋白。
数据来源：中国居民营养与慢性病状况报告（2020 年）

二、食物营养素摄入状况

（一）主要食物摄入量

18~59 岁女性平均每人每天食物摄入量见表 3-3-7。城市 18~59 岁女性粮谷类烹调油和烹调盐摄入量低于农村,蔬菜和水果、畜禽肉类、蛋类、鱼虾等水产类、乳类及其制品、大豆及其制品摄入量均高于农村。

表 3-3-7　中国 18~59 岁成年女性平均每人每天食物摄入量（g）

食物种类	全国	城市	农村
米及其制品	146.0	111.4	169.4
面及其制品	109.3	99.3	116.0
大豆及其制品	9.1	9.7	8.7
新鲜蔬菜	246.1	256.4	239.1
新鲜水果	39.9	55.9	29.1
畜肉类	63.7	68.4	60.5
禽肉类	11.9	13.9	10.6
鱼虾等水产类	21.4	25.5	18.7
蛋类	20.6	26.0	16.9
乳类及其制品	18.2	29.8	10.3
烹调油	38.5	36.4	39.9
烹调盐	8.2	7.7	8.6

数据来源：中国居民营养与慢性病状况报告（2020 年）

(二)能量及主要营养素摄入量

18~59 岁女性居民平均每人每天能量摄入量为 1 759.4kcal,城市低于农村;蛋白质为 53.2g,城市略高于农村,城乡基本满足推荐摄入量;脂肪为 69.9g,农村高于城市;碳水化合物为 234.9g,城市低于农村(表 3-3-8)。18~59 岁女性居民视黄醇当量、抗坏血酸、钙平均每人每天摄入量城市高于农村,维生素 E、铁、锌和钠的平均摄入量均是农村高于城市,膳食纤维平均摄入量城市和农村相同(表 3-3-8)。

表 3-3-8　中国 18~59 岁女性平均每人每天膳食能量及主要营养素摄入量

摄入种类	全国	城市	农村
能量(kcal)	1 759.4	1 647.8	1 836.0
蛋白质(g)	53.2	53.4	53.1
脂肪(g)	69.9	69.1	70.5
碳水化合物(g)	234.9	209.0	252.7
视黄醇当量(μg)	391.8	428.9	366.2
维生素 E(mg)	33.3	31.0	34.9
抗坏血酸(mg)	74.4	78.1	71.9
钙(mg)	311.6	334.7	295.8
铁(mg)	18.8	18.1	19.3
锌(mg)	9.1	8.6	9.5
钠(mg)	5 405.6	5 239.0	5 520.0
膳食纤维(g)	9.5	9.5	9.5

数据来源:中国居民营养与慢性病状况报告(2020 年)

第四节　60 岁及以上老年女性营养状况

一、营养不良状况

(一)低体重率

2020 年中国居民营养与健康状况监测报告显示,中国 60 岁及以上老年女性低体重营养不良率为 3.7%,其中城乡分别为 2.6% 和 4.6%。与 2015 年发布结果比,60 岁及以上老年女性低体重营养不良率下降 2 个百分点,其中城市降低

1.4 个百分点,农村降低 3 个百分点(表 3-4-1)。

表 3-4-1　中国 60 岁及以上女性居民低体重营养不良率(%)

地区	2010—2013 年	2015—2017 年
城市	4.0	2.6
农村	7.6	4.6
合计	5.7	3.7

数据来源:中国居民营养与慢性病状况报告(2020 年)

(二)超重肥胖率

2020 年中国居民营养与健康状况监测报告显示,中国 60 岁及以上女性居民超重率为 37.4%,其中城市为 40.1%,农村为 35.2%。与 2015 年发布结果比,60 岁及以上女性超重率上升 4.7 个百分点,城市增幅为 3.5 个百分点,农村增幅为 6.7 个百分点(表 3-4-2)。

表 3-4-2　中国 60 岁及以上女性居民超重率(%)

地区	2010—2013 年	2015—2017 年
城市	36.6	40.1
农村	28.5	35.2
合计	32.7	37.4

数据来源:中国居民营养与慢性病状况报告(2020 年)

中国 60 岁及以上女性肥胖率为 16%,其中城市为 18.3%,农村为 14.1%。与 2015 年发布结果比,60 岁及以上女性肥胖率上升 1.6 个百分点,城市增幅为 1.8 个百分点,农村增幅为 1.9 个百分点(表 3-4-3)。

表 3-4-3　中国 60 岁及以上女性居民肥胖率(%)

地区	2010—2013 年	2015—2017 年
城市	16.5	18.3
农村	12.2	14.1
合计	14.4	16.0

数据来源:中国居民营养与慢性病状况报告(2020 年)

(三)贫血率

2020 年中国居民营养与健康状况监测报告显示,中国 60 岁及以上老年女性居民贫血率为 11.2%,其中城乡分别为 9.8%、12.2%。与 2015 年发布结果比,中国 60 岁及以上老年女性居民贫血率下降 1.2 个百分点,其中城市女性下降 2.8 个百分点,而农村同年龄段女性贫血率没有降低(表 3-4-4)。

表 3-4-4 中国 60 岁及以上女性居民贫血率(%)

地区	2012 年	2018 年
城市	12.6	9.8
农村	12.2	12.2
合计	12.4	11.2

数据来源:中国居民营养与慢性病状况报告(2020 年)

(四) 微量营养素缺乏状况

1. **维生素 A 缺乏状况** 中国 60 岁及以上老年女性维生素 A 缺乏率为 0.76%,高于 18~44 岁和 45~59 岁年龄组女性的维生素 A 缺乏率,其中城乡分别为 0.69%、0.82%(表 3-4-5)。

表 3-4-5 中国 18 岁及以上女性居民血清维生素 A 缺乏率(%)

年龄(岁)	全国	城市	农村
18~44	0.69	0.55	0.87
45~59	0.29	0.23	0.36
≥60	0.76	0.69	0.82
合计	0.61	0.50	0.72

注:维生素 A 缺乏率判定标准:血清(浆)中视黄醇浓度<0.2mg/L(0.7μmol/L)。
数据来源:中国居民营养与慢性病状况报告(2020 年)

2. **铁蛋白营养状况** 中国 60 岁及以上老年女性低血清铁蛋白率为 3.4%,且城乡均为 3.4%,远低于其他年龄组女性的低血清铁蛋白率(表 3-4-6)。

表 3-4-6 中国 18 岁及以上女性居民低血清铁蛋白率(%)

年龄(岁)	合计	城市	农村
18~44	33.4	31.4	35.7
45~59	16.6	17.1	16.1
≥60	3.4	3.4	3.4
合计	24.1	24.0	24.3

注:血清铁蛋白小于 25ng/ml 判定为低血清铁蛋白。
数据来源:中国居民营养与慢性病状况报告(2020 年)

二、食物营养素摄入状况

（一）主要食物摄入量

60 岁及以上女性平均每人每天食物摄入量见表 3-4-7。城市 60 岁及以上女性粮谷类烹调油和烹调盐摄入量低于农村，蔬菜和水果、畜禽肉类、蛋类、鱼虾等水产类、乳类及其制品、大豆及其制品摄入量均高于农村。其中城市老年女性乳类及其制品摄入量是农村老年女性的 4 倍以上。

表 3-4-7　中国 60 岁及以上老年女性平均每人每天主要食物摄入量（g）

食物种类	全国	城市	农村
米及其制品	148.5	106.2	181.6
面及其制品	91.3	92.3	90.4
大豆及其制品	9.0	9.7	8.5
新鲜蔬菜	244.5	256.5	235.2
新鲜水果	32.6	50.5	18.6
畜肉类	51.2	55.3	48.1
禽肉类	8.6	9.7	7.7
鱼虾等水产类	19.8	23.6	16.9
蛋类	18.0	24.5	12.9
乳类及其制品	23.6	42.1	9.2
烹调油	33.6	31.8	35.0
烹调盐	7.7	7.1	8.1

数据来源：中国居民营养与慢性病状况报告（2020 年）

（二）能量及主要营养素摄入量

60 岁及以上老年女性平均每人每天能量摄入量为 1 620.5kcal，城市低于农村；蛋白质为 48.6g，城市略高于农村，有一定的蛋白质摄入不足；脂肪为 60.6g，城市略高于农村；碳水化合物为 225.1g，城市低于农村（表 3-4-8）。60 岁及以上女性居民视黄醇当量、抗坏血酸、钙、膳食纤维平均每人每天摄入量城市高于农村，维生素 E、铁、锌和钠的平均摄入量均是农村高于城市（表 3-4-8）。

表 3-4-8　中国 60 岁及以上女性平均每人每天能量及主要营养素摄入量

	全国	城市	农村
能量（kcal）	1 620.5	1 538.9	1 685.9
蛋白质（g）	48.6	50.0	47.5
脂肪（g）	60.6	61.0	60.4
碳水化合物（g）	225.1	203.1	242.8
视黄醇当量（μg）	378.0	413.8	349.4
维生素 E（mg）	29.1	28.7	29.5
抗坏血酸（mg）	73.5	78.4	69.6
钙（mg）	313.8	352.8	282.5
铁（mg）	17.5	17.4	17.5
锌（mg）	8.3	8.0	8.6
钠（mg）	5 092.2	4 861.0	5 277.5
膳食纤维（g）	9.0	9.4	8.7

数据来源：中国居民营养与慢性病状况报告（2020 年）

第五节　小　　结

本章是关于我国全生命周期女性营养状况的综合数据报告，包括 0~5 岁女童、6~17 岁女孩、18~59 岁成年女性和 60 岁及以上老年女性的营养不良状况、食物营养素摄入状况等内容。现将本章主要结果小结如下。

1. 我国城乡女童的营养状况有大幅改善，特别是农村女童的营养健康水平有显著提高，但需关注女童贫血率的升高，警惕营养不良双重负担的发生。

➢ 我国女童的身高和体重有显著增长，而且农村女童身高和体重的增长幅度高于城市。

➢ 我国 0~5 岁女童生长迟缓率和低出生体重率下降显著，生长迟缓率比 2012 年下降 43.2%，且消瘦率低至 2.0%。

➢ 6 个月内婴儿的纯母乳喂养率升高 13.3 个百分点，达到 36.0%，但是仍有 60% 以上的婴儿未实现 6 个月内的纯母乳喂养。

➢ 我国 0~5 岁女童的超重率有所下降，而肥胖率有所上升，贫血患病率有大幅升高，要关注营养不良的双重负担的发生，特别是对于农村女童。

➢ 我国 6~17 岁女童的生长迟缓率和消瘦率均呈降低趋势,营养不良状况有显著改善。但是 12~17 岁女童贫血率大幅上升的状况需引起关注,特别是农村 12~17 岁青春期女童贫血患病率达到 12.2%。

➢ 中国 6~17 岁女童低血清铁蛋白率水平较高,比男童高 10.8 个百分点,提示缺铁性贫血的可能。

2. 我国成年女性存在营养缺乏和超重肥胖共存的双重负担,特别是城市女性。

➢ 18~44 岁的年轻城市女性低体重和贫血状况严重,但是 45 岁及以上中老年女性的超重肥胖状况严重。

➢ 农村女性的营养状况得到了极大改善,低体重率大幅下降,而贫血率有所上升,此外农村女性快速增长的超重肥胖率成为日益凸显的另一个重要问题,城乡女性的超重肥胖差距日渐缩小,45~59 岁农村女性的超重肥胖率已超过城市女性。

➢ 特殊人群的微量营养素缺乏状况应引起重视,2020 年全国居民营养与健康监测报告显示一半以上的孕妇血清铁蛋白含量低,处于铁缺乏状态,乳母的贫血率有大幅上升,而 60 岁及以上老年女性的维生素 A 缺乏率高于其他年龄组女性。

3. 目前我国女性摄入的食物种类丰富,但仍存在膳食结构不均衡的情况,能量及三大供能营养素的摄入基本满足推荐量水平,但微量营养素摄入不足的状况普遍存在。

➢ 我国女性的蔬菜水果摄入量显著不足,不论是与 WHO 推荐的蔬菜水果总摄入量为 400g/d 相比,还是与《中国居民膳食指南》中建议蔬菜的摄入量为 300~500g/d、水果为 200~400g/d 相比,都有显著差距。奶类及其制品的摄入量也远低于 300ml/ 天的建议值,特别是农村女性,各年龄段奶类及其制品的摄入量仅相当于城市女性的一半。

➢ 我国女性各年龄段食盐的摄入量均超过 WHO 和《中国居民膳食指南》中建议的 5g/d,农村女性尤为严重。成年女性烹调油的摄入量高于推荐量上限标准。红肉的摄入量显著高于禽肉和鱼虾类食物的摄入量。

➢ 我国女性各年龄段钠的摄入量均远超适宜摄入量和 WHO 推荐标准,而钙、锌、膳食纤维、维生素 A 的摄入量远低于推荐量标准。

第四章

主要疾病及健康危害因素

随着我国社会经济的发展,城镇化和老龄化进程的加快,人们的生活方式发生了较大变化,心血管疾病、恶性肿瘤、糖尿病和精神障碍等慢性非传染性疾病(简称"慢性病")已经成为影响我国居民健康和死亡的主要疾病。我国死因监测结果显示:慢性非传染性疾病(简称"慢性病")是影响居民死亡的主要原因,占总死亡的89.1%,其次是伤害,占总死亡人数的6.7%。相关报告显示:近些年来,我国居民高血压、糖尿病、慢性肾病、癌症、骨质疏松症、口腔疾病和其他心血管病等慢性病患病率/发病率居高不下,或呈上升趋势,知晓率、治疗率和控制率相处于较低水平,多数慢性病控制效果不佳;吸烟、过量饮酒、不合理膳食、身体活动不足、心理健康和职业危害等健康相关因素在人群中还普遍存在。我国疾病负担研究结果也显示:由主要慢性病疾病和伤害带来的疾病负担愈来愈重,2017年与1990年相比,大多数慢性病和道路交通伤害造成的疾病负担都在上升;吸烟、收缩压高、空腹血糖升高、高BMI及血脂升高因素等成为寿命损失的主要影响因素。在以往报道中,针对女性主要疾病和健康危害因素的系统分析较少。因此,本章主要内容是利用我国疾病监测与调查或文献资料,针对我国女性居民主要疾病和健康危害的因素进行描述,为制定女性健康政策和评估健康促进效果提供科学依据,也为开展女性健康相关研究奠定基础。

第一节　慢性非传染性疾病

一、心脑血管疾病

(一)高血压

2018年中国18岁及以上居民中,女性高血压患病率为25.7%,其中城市女性为21.4%,农村女性为27.4%,农村女性明显高于城市女性(表4-1-1)。

随着年龄升高,城乡女性高血压患病率均上升。与男性居民相比,在城市居民中,70岁以下居民高血压患病率女性低于男性,但70岁及以上居民高血压患病率女性高于男性;在农村居民中,60岁以下居民高血压患病率女性低于男性,但60岁及以上居民高血压患病率女性高于男性(表4-1-1)。

(二)冠心病

2016年中国居民缺血性心脏病标化患病率为1 507.36/10万,高血压性心脏病为321.66/10万,房颤和房扑为604.45/10万(表4-1-2)。

表 4-1-1 中国成人居民高血压患病率（%）

年龄组（岁）	合计			城市			农村		
	小计	男性	女性	小计	男性	女性	小计	男性	女性
18~29	8.9	13.4	4.5	8.9	13.6	4.3	9.0	13.1	4.9
30~39	13.4	19.0	7.7	13.4	20.0	6.7	13.5	17.8	9.1
40~49	25.7	30.9	20.4	25.6	31.8	19.2	25.8	30.0	21.7
50~59	43.0	45.1	41.0	42.6	47.2	37.8	43.5	43.1	43.9
60~69	54.4	54.1	54.8	53.8	54.9	52.8	54.9	53.4	56.3
70~79	65.2	62.1	68.0	65.7	62.2	68.9	64.8	62.0	67.3
≥ 80	66.7	62.4	70.1	68.1	64.5	71.4	65.6	60.6	69.2
合计	27.5	30.8	24.2	25.7	30.3	21.2	29.4	31.4	27.4

数据来源：中国慢性病及危险因素监测报告（2018）

表 4-1-2 2016 年中国居民部分心脏病标化患病率（1/10 万）

类别	男性	女性	合计
缺血性心脏病	1 527.56	1 484.73	1 507.36
高血压性心脏病	252.19	384.07	321.66
房颤和房扑	582.72	625.91	604.45

数据来源：Liu S，Li Y，Zeng X，et al.Burden of Cardiovascular Diseases in China，1990-2016：Findings From the 2016 Global Burden of Disease Study.JAMA Cardiol，2019，4（4）：342-352.

（三）脑卒中

2013 年中国 20 岁以上居民的脑卒中粗患病率为 1 596.0/10 万，男性 1 768.7/10 万，女性 1 426.2/10 万（表 4-1-3），并表现为随年龄呈升高趋势，40 岁以上尤为突出。按照 2010 年的人口普查数据进行标化后，2013 年中国 20 岁及以上居民的年龄标化脑卒中患病率为 1 114.8/10 万，男性 1 222.2/10 万，女性 1 005.7/10 万。

表 4-1-3 2013 年中国 20 岁及以上居民的脑卒中患病率（1/10 万）

年龄（岁）	男性	女性	合计
20~29	15.4	17.0	16.2
30~39	78.7	57.4	68.2
40~49	449.3	330.7	390.7
50~59	2 087.5	1 624.6	1 854.5
60~69	4 712.7	3 830.1	4 259.1

年龄（岁）	男性	女性	合计
70~79	7 507.7	5 876.9	6 670.5
≥80	7 387.0	4 805.4	5 974.4
合计	1 768.7	1 426.2	1 596.0
ASR*	1 222.2	1 005.7	1 114.8

注：*ASR：2010 年全国人口年龄标化率（age-standardized rates）
数据来源：Wang W，Jiang B，Sun H，et al.NESS-China Investigators.Prevalence，Incidence，and Mortality of Stroke in China：Results from a Nationwide Population-Based Survey of 480 687 Adults.Circulation，2017，135（8）：759-771.

二、糖尿病

2018 年中国 18 岁及以上居民中，女性糖尿病患病率为 10.9%，其中城市女性为 11.0%，农村女性为 10.8%，城市女性与农村女性基本持平（表 4-1-4）。

随着年龄升高，城乡女性糖尿病患病率均上升。与男性居民相比，在城市居民中，70 岁以下居民糖尿病患病率女性低于男性，但 70 岁及以上居民糖尿病患病率女性高于男性；在农村居民中，60 岁以下居民糖尿病患病率女性低于男性，但 60 岁及以上居民糖尿病患病率女性高于男性（表 4-1-4）。

表 4-1-4　中国成人居民糖尿病患病率（%）

年龄组（岁）	合计			城市			农村		
	小计	男性	女性	小计	男性	女性	小计	男性	女性
18~29	4.4	4.8	4.1	5.0	5.4	4.7	3.6	4.0	3.3
30~39	6.2	7.7	4.7	6.9	8.7	5.0	5.4	6.4	4.3
40~49	10.9	13.7	8.1	11.8	15.5	8.1	9.9	11.7	8.1
50~59	18.7	20.3	17.1	20.9	24.2	17.7	16.6	16.8	16.5
60~69	23.2	22.5	24.1	27.2	27.9	26.6	20.1	18.3	22.0
70~79	26.4	24.2	28.4	30.4	27.9	32.7	23.2	21.2	25.0
≥80	26.7	25.3	27.7	29.3	28.4	30.1	24.7	22.5	26.2
合计	11.9	12.9	10.9	12.6	14.2	11.0	11.1	11.4	10.8

数据来源：中国慢性病及危险因素监测报告（2018）

三、慢阻肺

2018 年中国 18 岁及以上居民中,女性慢阻肺患病率为 8.1%,其中城市女性为 7.6%,农村女性为 8.6%,农村女性高于城市女性(表 4-1-5)。

随着年龄升高,城乡女性慢阻肺患病率均上升。与男性居民相比,在城市居民中,不论任何年龄段,女性慢阻肺患病率均低于男性;在农村居民中,女性慢阻肺患病率变化与城市女性居民基本相同。

表 4-1-5　中国 40 岁及以上居民慢阻肺患病率(%)

年龄组(岁)	合计			城市			农村		
	小计	男性	女性	小计	男性	女性	小计	男性	女性
40~49	6.5	9.0	4.0	5.9	7.8	4.0	7.1	10.3	3.9
50~59	12.7	17.8	7.5	11.0	15.8	6.2	14.3	19.6	8.7
60~69	21.2	30.4	11.7	18.9	27.2	10.5	23.1	33.0	12.6
≥70	29.9	42.3	18.5	31.0	41.3	21.0	29.1	43.1	16.6
合计	13.6	19.0	8.1	12.2	16.7	7.6	14.9	21.2	8.6

数据来源:中国居民营养与慢性病状况报告(2020 年)

四、癌症

(一)癌症总体发病情况

2016 年中国肿瘤登记地区全部癌症的年龄别发病率在 0~24 岁时处于较低水平,25~29 岁年龄组发病率快速上升,80~84 岁年龄组发病率处于最高水平,85 岁及以上年龄组的发病率有所下降。

随着年龄的升高,城乡女性癌症年龄别发病率呈先降低(0~9 岁)后上升的趋势。与男性居民相比,城乡 15~54 岁年龄组发病率女性高于男性,55 岁及以上女性发病率低于男性(表 4-1-6)。

中国肿瘤登记地区癌症发病第 1 位的是肺癌,其次为女性乳腺癌、胃癌、结直肠癌和肝癌。男性发病第 1 位癌症为肺癌,其次为肝癌、胃癌、结直肠癌和食管癌;女性发病第 1 位癌症为乳腺癌,其次为肺癌、结直肠癌、甲状腺癌和胃癌(表 4-1-7)。

表 4-1-6　2016 年中国肿瘤登记地区癌症年龄别发病率（1/10 万）

年龄组	全国			城市			农村		
	合计	男性	女性	合计	男性	女性	合计	男性	女性
0~	13.94	14.50	13.31	15.93	16.29	15.54	12.07	12.85	11.17
1~	11.64	12.54	10.61	13.03	14.18	11.74	10.41	11.12	9.58
5~	8.52	9.64	7.27	8.69	9.75	7.50	8.39	9.54	7.07
10~	9.02	9.58	8.36	9.27	9.57	8.92	8.81	9.59	7.89
15~	11.51	10.96	12.12	11.70	10.66	12.82	11.34	11.22	11.48
20~	16.72	13.21	20.39	17.51	13.40	21.77	15.94	13.03	19.03
25~	36.83	27.82	46.06	40.00	29.26	50.71	33.60	26.40	41.19
30~	61.60	44.89	78.58	68.55	48.84	88.10	53.30	40.28	66.89
35~	85.21	60.28	110.61	92.75	64.01	121.41	76.78	56.21	98.28
40~	149.20	111.82	187.48	158.41	114.61	202.46	139.85	109.03	171.98
45~	232.29	192.40	272.89	236.18	187.55	285.39	228.38	197.25	260.23
50~	391.25	371.35	411.81	407.46	376.53	439.55	374.26	365.90	382.86
55~	462.30	514.34	409.32	489.43	530.58	447.81	431.23	495.87	364.92
60~	717.52	858.60	575.89	736.11	870.03	603.60	697.22	846.30	545.16
65~	914.10	1 153.36	676.66	919.70	1 149.62	695.18	908.23	1 157.22	656.92
70~	1 110.91	1 430.58	803.58	1 110.93	1 417.90	822.95	1 110.89	1 443.56	782.73
75~	1 321.31	1 719.85	961.58	1 354.11	1 742.41	1 011.30	1 284.52	1 695.16	904.57
80~	1 446.57	1 888.69	1 081.06	1 541.69	1 996.35	1 162.85	1 331.97	1 757.75	983.28
≥85	1 267.26	1 713.33	961.18	1 383.08	1 853.14	1 043.20	1 120.79	1 523.50	862.34
合计	291.13	318.76	262.67	311.52	336.71	286.03	270.35	300.77	238.42

数据来源：中国居民营养与慢性病状况报告（2020 年）

表 4-1-7　2016 年中国肿瘤登记地区前 10 位癌症发病率（1/10 万）

顺位	合计				男性				女性			
	部位	粗率	世标率	中标率	部位	粗率	世标率	中标率	部位	粗率	世标率	中标率
1	肺	60.40	36.02	36.05	肺	79.37	49.25	49.06	乳腺	42.28	27.97	29.88
2	乳腺	42.28	27.97	29.88	肝	41.20	26.79	27.34	肺	40.85	23.32	23.55
3	胃	29.30	17.61	17.73	胃	40.36	25.19	25.19	结直肠	24.49	14.15	14.39

顺位	合计				男性				女性			
	部位	粗率	世标率	中标率	部位	粗率	世标率	中标率	部位	粗率	世标率	中标率
4	结直肠	28.97	17.45	17.65	结直肠	33.32	20.87	21.03	甲状腺	20.32	14.79	16.98
5	肝	28.33	17.74	18.07	食管	27.61	17.23	16.97	胃	17.90	10.29	10.52
6	食管	19.28	11.46	11.33	前列腺	11.12	6.36	6.46	子宫颈	17.07	11.37	12.30
7	子宫颈	17.07	11.37	12.30	膀胱	9.11	5.53	5.56	肝	15.06	8.74	8.83
8	甲状腺	13.22	9.70	11.20	胰腺	8.07	5.00	5.01	食管	10.70	5.84	5.83
9	前列腺	11.12	6.36	6.46	淋巴瘤	7.17	4.90	4.98	子宫体	10.01	6.53	6.75
10	子宫体	10.01	6.53	6.75	脑	7.08	5.20	5.31	脑	8.38	5.75	5.89

数据来源：中国居民营养与慢性病状况报告（2020 年）

（二）乳腺癌发病率

2016 年中国肿瘤登记地区女性乳腺癌的发病率为 42.28/10 万，其中城市女性为 49.49/10 万，农村女性为 34.79/10 万，城市高于农村（表 4-1-8）。

随着年龄的升高，城乡女性乳腺癌发病率总体上均呈先上升后下降的趋势，城市以 60~64 岁年龄组发病率最高，农村以 50~54 岁年龄组发病率最高。

表 4-1-8　2016 年中国肿瘤登记地区乳腺癌年龄别发病率（1/10 万）

年龄组	合计	城市	农村
0~	0.11	0	0.22
1~	0.01	0.03	0
5~	0.02	0.05	0
10~	0.05	0.05	0.04
15~	0.36	0.34	0.37
20~	1.59	1.13	2.04
25~	6.4	6.17	6.63
30~	15.69	16.52	14.67

续表

年龄组	合计	城市	农村
35~	29.56	31.59	27.23
40~	57.17	62.15	52.02
45~	79.13	84.86	73.34
50~	94.67	106.36	82.47
55~	82.69	98.41	64.55
60~	93.63	110.8	74.59
65~	75.57	91.95	58.12
70~	64.48	83.12	44.43
75~	60.23	79.19	38.49
80~	52.07	69.69	31
≥85	38.92	48.85	26.96
合计	42.28	49.49	34.79

数据来源：中国居民营养与慢性病状况报告(2020年)

(三)子宫颈癌发病率

2016年中国肿瘤登记地区女性子宫颈癌的发病率为17.07/10万,其中城市女性为16.64/10万,农村女性为17.52/10万,农村高于城市(表4-1-9)。

随着年龄的升高,城乡女性乳腺癌发病率呈先上升后下降的趋势,以50~54岁年龄组发病率最高。

表4-1-9　2016年中国肿瘤登记地区子宫颈癌年龄别发病率(1/10万)

年龄组	合计	城市	农村
0~	0	0	0
1~	0	0	0
5~	0	0	0
10~	0.04	0.05	0.02
15~	0.08	0.06	0.1
20~	0.69	0.56	0.81
25~	2.8	2.31	3.3
30~	8.04	7.73	8.41

年龄组	合计	城市	农村
35~	13.02	12.41	13.71
40~	24.31	23.32	25.34
45~	31.97	30.84	33.12
50~	44.16	43.37	44.98
55~	30.88	31.04	30.69
60~	32.28	30.64	34.11
65~	27.34	25.18	29.65
70~	24.82	22.96	26.82
75~	22.43	19.13	26.2
80~	18.85	16.62	21.51
≥85	14.38	13.16	15.86
合计	17.07	16.64	17.52

数据来源：中国居民营养与慢性病状况报告（2020 年）

近期一项覆盖 25 省 427 401 名体检女性的研究显示，我国 20 岁以上女性 HPV 感染率为 15.0%，其中高危型 HPV 感染率为 12.1%。另一项纳入中国 276 项研究系统综述显示，普通女性人群的高危 HPV 感染率为 12.7%，女性门诊人群中的 HPV 感染率为 25.7%。不同地区、不同人群在 HPV 型别分布特征显示不同特点。2022 年 ICO/IARC HPV 信息中心数据显示，在中国一般女性人群中最常见的前五位 HPV 型别为 HPV52（2.8%）、HPV16（2.7%）、HPV58（1.7%）、HPV53（1.2%）和 HPV33（1.1%），其中 HPV52 和 HPV58 型的感染率明显高于全球平均水平。在细胞学低级别和高级别病变女性患者中，最常见的五种 HPV 型别均为 HPV52、HPV16、HPV58、HPV18 和 HPV33，随着子宫颈癌前病变程度升高，各高危型别 HPV 感染率显著升高。我国子宫颈癌患者中 HPV 感染率 83.7%，常见的 HPV 型别依次是 HPV16（59.5%）、HPV18（9.6%）、HPV58（8.2%）、HPV52（6.5%）和 HPV33（3.5%）。总体而言，我国子宫颈癌患者中 HPV16/18 型的感染率为 69.1%~84.2%，提示 HPV16、18 型与大部分宫颈癌前病变有关，而其他高危型 HPV 型别如 HPV 33、HPV 52、HPV 58 型也在宫颈病变中起着比较重要的作用。

五、慢性肾病

2018 年中国 18 岁及以上居民中,女性慢性肾病患病率为 8.8%,其中城市女性为 8.0%,农村女性为 9.7%,农村女性明显高于城市女性(表 4-1-10)。

随着年龄的升高,城乡女性慢性肾病患病率均上升。与男性居民相比,在城市居民中,60 岁以下居民慢性肾病患病率女性低于男性,但 60 岁及以上居民慢性肾病患病率女性高于男性;在农村居民中,不论任何年龄段,慢性肾病患病率女性均高于男性(表 4-1-10)。

表 4-1-10　中国成人居民慢性肾病患病率(%)

年龄组(岁)	合计			城市			农村		
	小计	男性	女性	小计	男性	女性	小计	男性	女性
18~29	3.4	3.2	3.7	3.0	2.8	3.2	4.0	3.7	4.3
30~39	4.9	5.2	4.5	5.2	6.1	4.3	4.5	4.1	4.9
40~49	6.7	6.6	6.8	6.6	6.9	6.3	6.8	6.3	7.4
50~59	9.1	9.2	9.1	9.3	10.1	8.4	9.0	8.3	9.8
60~69	13.3	11.8	14.9	14.0	13.1	14.8	12.8	10.8	14.9
70~79	25.5	22.0	28.8	27.8	24.6	30.8	23.7	20.0	27.1
≥80	42.5	36.3	47.4	44.6	38.8	49.9	40.9	34.1	45.7
合计	8.2	7.7	8.8	7.9	7.8	8.0	8.6	7.5	9.7

数据来源:中国慢性病及危险因素监测报告(2018)

六、过敏性疾病

2018 年中国 18 岁及以上居民中,女性过敏性疾病患病率为 8.6%,其中城市女性为 10.2%,农村女性为 7.0%,城市女性明显高于农村女性(表 4-1-11)。

随着年龄升高,城乡女性过敏性疾病患病率均下降。与男性居民相比,在城市居民中,居民过敏性疾病患病率女性高于男性,18~29 岁、30~39 岁、40~49 岁年龄段居民患病率基本相同分别为 11.0%、11.1%、11.1%,50~59 岁、60~69 岁、70~79 岁居民患病率基本没有差异,分别为 8.2%、8.1%、8.5%,80 岁及以上居民过敏性疾病患病率明显低于其他年龄段,为 4.5%;农村居民随年龄升高患病率逐渐下降(表 4-1-11)。

表 4-1-11 中国成人居民自报过敏性疾病患病率（%）

年龄组（岁）	合计			城市			农村		
	小计	男性	女性	小计	男性	女性	小计	男性	女性
18~29	9.1	8.5	9.7	10.3	9.6	11.0	7.6	7.2	8.1
30~39	8.8	8.1	9.5	10.3	9.6	11.1	6.7	6.1	7.4
40~49	8.3	7.4	9.3	10.3	9.6	11.1	6.3	5.2	7.4
50~59	6.8	6.1	7.6	7.8	7.3	8.2	5.9	4.9	7.0
60~69	6.1	5.7	6.6	7.9	7.7	8.1	4.7	4.1	5.3
70~79	6.2	6.1	6.2	8.2	7.9	8.5	4.5	4.7	4.4
≥80	4.5	5.4	3.8	6.1	7.9	4.5	3.2	3.2	3.3
合计	8.0	7.4	8.6	9.6	9.0	10.2	6.3	5.6	7.0

数据来源：中国慢性病及危险因素监测报告（2018）

七、骨质疏松症

目前，全世界已有 2 亿多女性骨质疏松症患者，约有 10% 的 60 岁以上女性罹患骨质疏松症。中国约有骨质疏松症患者 6 000 万~8 000 万人，且随着年龄的增加患病率明显增高。

2018 年中国 40 岁及以上人群骨质疏松症患病率为 12.6%，其中男性为 4.4%，女性为 20.9%，女性明显高于男性（表 4-1-12）。各年龄段农村女性患病率均明显高于城市女性。60 岁及以上人群骨质疏松症患病率高达 27.4%（男性 8.0%，女性 45.9%），农村地区 60 岁及以上女性骨质疏松症患病率最高，达 49.5%（图 4-1-1）。

表 4-1-12 不同性别、年龄、地区骨质疏松症患病率（%）

年龄组（岁）	合计			城市			农村		
	小计	男性	女性	小计	男性	女性	小计	男性	女性
40~49	3.2	2.2	4.3	3.5	3.4	3.5	3.1	1.5	4.8
50~59	10.2	4.0	16.5	9.9	4.5	15.5	10.3	3.8	17.1
≥60	27.4	8.0	45.9	22.3	4.7	38.8	30.0	9.6	49.5
合计	12.6	4.4	20.9	10.9	4.1	17.8	13.6	4.6	22.5

数据来源：中国骨质疏松症流行病学调查报告（2018）

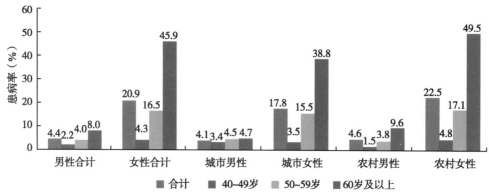

图 4-1-1　不同性别、年龄、地区骨质疏松症患病情况（%）

数据来源：中国骨质疏松症流行病学调查报告（2018）

八、口腔疾病

（一）龋病

3~5 岁女童乳牙患龋率为 62.4%，龋均 3.31，男童与女童的乳牙患龋率和龋均都没有明显差异（表 4-1-13）。

12~15 岁女性恒牙患龋率为 47.0%，龋均 1.23；35~44 岁女性恒牙患龋率为91.8%，龋均 5.14；65~74 岁女性恒牙患龋率为 98.3%，龋均 13.78；女性恒牙龋病患病状况均高于男性。无论乳牙还是恒牙，龋病的患病率和患病程度都随年龄增加而加重（表 4-1-13，表 4-1-14）。

表 4-1-13　中国各年龄组居民龋病患病率（%）

年龄组（岁）	合计			城市			农村		
	小计	男性	女性	小计	男性	女性	小计	男性	女性
3~5	62.5	62.7	62.4	60.7	60.6	60.8	64.4	64.9	64.0
12~15	41.9	36.8	47.0	40.8	35.5	46.1	43.0	38.1	47.9
35~44	89.0	86.2	91.8	89.4	87.4	91.2	88.7	85.0	92.5
55~64	95.6	94.5	96.7	95.4	94.7	96.1	95.7	94.2	97.3
65~74	98.0	97.8	98.3	98.4	98.4	98.3	97.7	97.2	98.3

数据来源：第四次全国口腔健康流行病学调查报告（2018）

（二）牙周病

12~15 岁女性牙龈出血检出率为 59.6%；35~44 岁女性牙龈出血、牙周袋检出率分别为 86.8% 和 46.8%；65~74 岁女性牙龈出血、牙周袋检出率分别为 82.6% 和 61.7%；女性牙龈出血和牙周袋的检出率均低于男性（表 4-1-15，表 4-1-16）。

表 4-1-14　中国各年龄组居民龋均

年龄组（岁）	合计			城市			农村		
	小计	男性	女性	小计	男性	女性	小计	男性	女性
3~5	3.35	3.39	3.31	3.14	3.17	3.10	3.57	3.62	3.51
12~15	1.04	0.84	1.23	1.00	0.80	1.20	1.07	0.89	1.26
35~44	4.54	3.93	5.14	4.49	4.01	4.96	4.58	3.84	5.34
55~64	8.69	8.35	9.03	8.36	8.29	8.43	9.03	8.41	9.65
65~74	13.33	12.87	13.78	12.71	12.30	13.13	13.96	13.47	14.45

数据来源：第四次全国口腔健康流行病学调查报告（2018）

表 4-1-15　中国各年龄组居民牙龈出血检出率（%）

年龄组（岁）	合计			城市			农村		
	小计	男性	女性	小计	男性	女性	小计	男性	女性
12~15	61.0	62.3	59.6	61.7	63.1	60.3	60.3	61.6	59.0
35~44	87.4	88.0	86.8	86.3	86.8	85.8	88.5	89.3	87.8
55~64	88.4	88.4	88.5	87.8	88.1	87.6	89.1	88.6	89.5
65~74	82.6	82.5	82.6	81.9	81.9	82.0	83.2	83.1	83.3

数据来源：第四次全国口腔健康流行病学调查报告（2018）

表 4-1-16　中国各年龄组居民牙周袋检出率（%）

年龄组（岁）	合计			城市			农村		
	小计	男性	女性	小计	男性	女性	小计	男性	女性
15	6.5	6.7	6.4	6.4	6.6	6.1	6.7	6.7	6.7
35~44	52.7	58.7	46.8	52.5	57.6	47.5	53.0	59.7	46.0
55~64	69.9	75.6	63.2	69.9	76.4	63.5	68.8	74.7	62.9
65~74	64.6	67.6	61.7	65.2	68.1	62.2	64.1	67.0	61.2

数据来源：第四次全国口腔健康流行病学调查报告（2018）

参 考 文 献

1. 中国疾病预防控制中心慢性非传染性疾病预防控制中心, 国家卫生健康委统计信息中心. 中国死因监测数据集 (2020). 北京: 中国科学技术出版社, 2021.
2. 国家癌症中心. 2019 中国肿瘤登记年报. 北京: 人民卫生出版社, 2021.
3. 国家卫生健康委疾病预防控制局. 中国居民营养与慢性病状况报告 (2020 年). 北京: 人民卫生出版社, 2021.
4. 中国疾病预防控制中心, 中国疾病预防控制中心慢性非传染性疾病预防控制中心. 中国慢性病及危险因素监测报告 (2018). 北京: 人民卫生出版社, 2021.
5. Zhou M, Wang H, Zeng XY, et al. Mortality, morbidity, and risk factors in China and its provinces, 1990–2017: a systematic analysis for the Global Burden of Disease Study. Lancet, 2019, 394: 1145-1158.
6. Bao HL, Jin C, Wang S, et al. Prevalence of cervicovaginal human papillomavirus infection and genotypes in the pre-vaccine era in China: A nationwide population-based study. J Infect, 2021, 82 (4): 75-83.
7. Li K, Li Q, Song L, et al. The distribution and prevalence of human papillomavirus in women in mainland China. Cancer, 2019, 125 (7): 1030-1037.
8. 王兴. 第四次全国口腔健康流行病学调查报告. 北京: 人民卫生出版社, 2018.
9. Sun HY, Jiang H, Du MQ, et al. The Prevalence and Associated Factors of Periodontal Disease among 35 to 44-year-old Chinese Adults in the 4th National Oral Health Survey. The Chinese journal of dental research, 2018, 21 (4): 241-247.
10. Wang CX, Ma LL, Yang Y. Oral Health Knowledge, Attitudes, Behaviour and Oral Health Status of Chinese Diabetic Patients Aged 55 to 74 Years. The Chinese journal of dental research, 2018, 21 (4): 267-273.

第二节 健康影响因素

一、烟草使用

(一) 女性吸烟人数和吸烟率

全球大约有 2.5 亿女性吸烟者, 在发达国家 22% 女性吸烟, 发展中国家 9% 女性吸烟, 中国目前女性吸烟率 2.1%, 虽然吸烟率不高, 但是由于巨大的人口基数, 中国吸烟女性人数位列全球第二名 (图 4-2-1)。

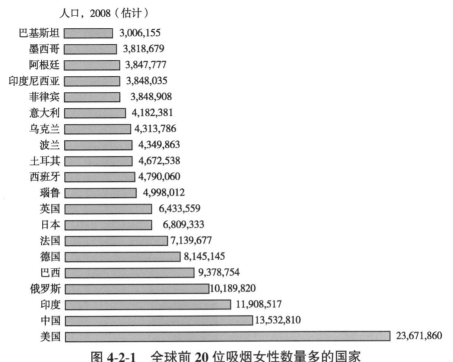

人口，2008（估计）

巴基斯坦	3,006,155
墨西哥	3,818,679
阿根廷	3,847,777
印度尼西亚	3,848,035
菲律宾	3,848,908
意大利	4,182,381
乌克兰	4,313,786
波兰	4,349,863
土耳其	4,672,538
西班牙	4,790,060
瑙鲁	4,998,012
英国	6,433,559
日本	6,809,333
法国	7,139,677
德国	8,145,145
巴西	9,378,754
俄罗斯	10,189,820
印度	11,908,517
中国	13,532,810
美国	23,671,860

图 4-2-1 全球前 20 位吸烟女性数量多的国家

数据来源：The Tobacco Atlas 3rd Edition American Cancer Socity

（二）15 岁及以上成人烟草使用状况及其变化

2018 年中国 15 岁及以上人群现在吸烟率为 26.6%（表 4-2-1），男性（50.5%）高于女性（2.1%），农村（28.9%）高于城市（25.1%）。不同年龄组人群中，45~64 岁年龄组现在吸烟率最高，达 30.2%（图 4-2-2）。不同教育水平人群中，大专及以上教育水平人群现在吸烟率最低，为 20.5%。与男性吸烟率变化趋势不同的是，女性高年龄组吸烟率高，城市和农村女性吸烟率没有差异（图 4-2-3）。

表 4-2-1 2018 年中国成年人吸烟率（%）

年龄组（岁）	男性	女性	合计
15~24	34.0	0.9	18.6
25~44	53.0	1.1	27.5
45~64	57.1	2.7	30.2
≥65	44.0	4.1	23.1
合计	50.5	2.1	26.6

数据来源：李新华 .2018 中国成人烟草调查报告 . 北京：人民卫生出版社，2020.

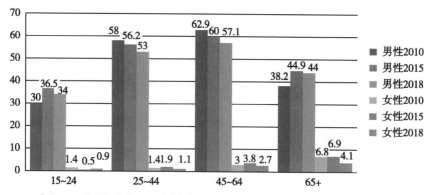

图 4-2-2 中国 15 岁及以上男、女性人群 2010 年、2015 年、2018 年现在吸烟率比较

数据来源：李新华.2018 中国成人烟草调查报告.北京：人民卫生出版社，2020.

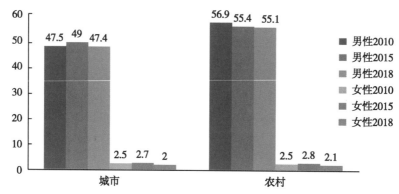

图 4-2-3 中国城乡 15 岁及以上人群 2010 年、2015 年、2018 年现在吸烟率比较

数据来源：李新华.2018 中国成人烟草调查报告.北京：人民卫生出版社，2020.

2010 年、2015 年和 2018 年中国 15 岁及以上人群现在吸烟率呈现下降趋势，女性吸烟率处于较低水平（图 4-2-4）。

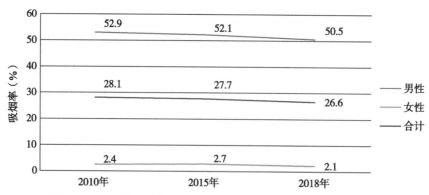

图 4-2-4 中国 15 岁及以上人群现在吸烟率变化趋势（%）

数据来源：李新华.2018 中国成人烟草调查报告.北京：人民卫生出版社，2020.

2018 年男性吸烟者平均日吸烟量为 16.2 支,女性为 11.3 支。男性打算 1 个月,12 个月戒烟的比例分别是 5.4% 和 10.6%,女性是 8.5% 和 9.1%。女性戒烟意愿比男性强。在过去 12 个月尝试过戒烟的男性女性比例分别是 19.6% 和 23.5%。女性打算戒烟比例高,尝试比例高。男性戒烟率为 19.6%,女性为 30.2%,戒烟率女性也超过男性。在过去 12 个月内戒烟第一位原因是担心吸烟影响今后健康,其中男性是 38.9%,女性是 39.8%,相差不到 1 个百分点。男性戒烟者 89.9% 采用干戒,女性是 93.2%。有 5% 的成人使用过电子烟,其中男性 9.3%,女性 0.5%。0.9% 的成年人正在使用电子烟,其中男性 1.6%,女性 0.1%。

二手烟也严重危害健康。虽然女性吸烟率低,但是二手烟暴露率并不低。2018 年中国成人二手烟暴露率是 68.1%,男性 73.3%,女性 65.4%。其中在家里二手烟暴露率是 44.9%,男性 51.7%,女性 37.9%。男性在室内工作场所二手烟暴露率 60.5%,女性 39.6%。

肺癌最主要的原因是吸烟,2017 年中国男性死于肺癌 47.7 万人,女性是 21.5 万人,中国男性吸烟率是女性的 24.04 倍(50.5% 比 2.1%),男性肺癌死亡人数是女性的 2.22 倍,重要原因之一是大量不吸烟的妇女每天不得不暴露于二手烟中。男人吸烟,得病的是暴露于二手烟中不吸烟的女人。

在某个特定场所看到有人吸烟在一定程度上反映了二手烟暴露情况:有 31.1% 的成人看到有人在政府办公室里吸烟,其中男性 35.7%,女性 24.7%;有 24.4% 的成人看到有人在医疗机构中吸烟,其中男性 25.8%、女性 23.3%;有 73.3% 的人看到有人在餐厅里吸烟,其中男性 79.2%,女性 65.3%;有 12.9% 人看到有人在公共交通工具上吸烟,其中男性 13.4%,女性 12.4%。女性支持在公共场所全面禁烟的比例超过男性,如女性支持在餐厅全面禁烟比例是 83.7%,男性是 76.3%。男性和女性对吸烟、二手烟危害的知识知晓率基本相同。男性消费的卷烟的平均价格是每包 21.6 元,女性是 18.4 元,中位数分别是 9.9 元和 6.9 元。

2019 年中国在校青少年吸烟率为 5.9%,其中初中生为 3.9%,高中生为 5.65%,职高学生吸烟率为 17.7%,其中男生为 9.6%、5.8%、10.0% 和 23.3%,女生是 1.9%、1.8%、1.4% 和 3.7%,职业高中女生吸烟率已经超过成年女性吸烟率 (2.1%)。

2018 年中国男性吸烟率是女性的 24.04 倍(50.5% 比 2.1%),但是初中生男性是女性 3.22 倍(5.8% 比 1.8%),甚至有的省份女生吸烟率已经超过男性。

二、身体活动情况

（一）身体活动不足率

2018 年我国 18 岁及以上居民中，女性身体活动不足率为 20.2%，其中城市女性为 19.8%，农村女性为 20.7%，城市女性略低于农村女性。随着年龄升高，城乡女性身体活动不足率呈先下降后上升趋势，均以 80 岁及以上年龄段最高，分别为 36.6%、42.9%。与男性居民相比，在城市居民中，18~29 岁和 80 岁及以上居民身体活动不足率女性高于男性，但 30~79 岁居民身体活动不足率女性低于男性；在农村居民中，70 岁及以上居民身体活动不足率女性高于男性，但 70 岁以下居民身体活动不足率女性低于男性（表 4-2-2）。

表 4-2-2 我国成人居民身体活动不足率（%）

年龄组	合计			城市			农村		
	小计	男性	女性	小计	男性	女性	小计	男性	女性
18~29 岁	26.4	27.5	25.3	25.1	24.9	25.2	28.1	30.8	25.3
30~39 岁	23.4	26.6	20.1	25.1	29.0	21.0	21.3	23.5	19.0
40~49 岁	18.8	22.0	15.6	18.9	22.5	15.1	18.8	21.6	16.0
50~59 岁	18.1	20.8	15.4	18.2	21.4	14.9	18.1	20.3	15.9
60~69 岁	19.0	20.8	17.2	17.3	20.0	14.6	20.4	21.4	19.4
70~79 岁	26.0	25.5	26.4	21.5	21.9	21.1	29.5	28.3	30.6
80 岁及以上	37.8	34.5	40.4	32.0	26.8	36.6	42.2	41.0	42.9
合计	22.3	24.4	20.2	22.0	24.3	19.8	22.6	24.6	20.7

（二）业余时间经常锻炼率

2018 年我国 18 岁及以上居民中，女性业余时间经常锻炼率为 14.6%，其中城市女性为 17.7%，农村女性为 11.3%，城市女性明显高于农村女性。随着年龄升高，城乡女性业余时间经常锻炼率在 50 岁以下年龄组有所波动，但均以 40~49 岁年龄组为最高，分别为 19.5% 和 13.6%，之后逐渐降低。与男性居民相比，在城市居民中，居民业余时间经常锻炼率女性均低于男性；在农村居民中，18~29 岁和 70 岁及以上居民业余时间经常锻炼率女性低于男性，但 30~69 岁居民业余时间经常锻炼率女性高于男性（表 4-2-3）。

表 4-2-3　我国成人居民业余时间经常锻炼率（%）

年龄组	合计			城市			农村		
	小计	男性	女性	小计	男性	女性	小计	男性	女性
18~29 岁	17.7	20.9	14.5	21.1	24.3	17.8	13.4	16.5	10.2
30~39 岁	15.3	16.7	13.9	18.5	21.3	15.5	11.3	10.8	11.7
40~49 岁	16.7	16.8	16.6	20.5	21.5	19.5	12.7	11.9	13.6
50~59 岁	15.1	14.9	15.4	19.5	19.9	19.1	11.1	10.3	12.0
60~69 岁	14.1	14.0	14.1	18.8	19.3	18.3	10.3	9.9	10.8
70~79 岁	12.1	13.2	11.1	16.4	17.8	15.1	8.6	9.6	7.8
80 岁及以上	11.2	13.8	9.1	15.2	18.7	12.2	8.2	9.7	7.1
合计	15.8	17.0	14.6	19.7	21.6	17.7	11.7	12.1	11.3

（三）总静态行为时间

2018 年我国 18 岁及以上居民中，女性总静态行为时间为 4.7 小时，其中城市女性为 5.2 小时，农村女性为 4.1 小时，城市女性明显高于农村女性。随着年龄升高城乡女性总静态行为时间呈先下降后上升的趋势，均以 18~29 岁年龄段最高，分别为 6.4 小时、5.0 小时。与男性居民相比，在城市居民中，18~29 岁和 80 岁及以上居民总静态行为时间女性高于男性，但 30~79 岁居民总静态行为时间女性低于男性；在农村居民中，30~39 岁居民总静态行为时间女性高于男性，但 18~29 岁和 40 岁及以上居民总静态行为时间女性低于或等于男性（表 4-2-4）。

表 4-2-4　我国成人居民总静态行为时间（小时）

年龄组	合计			城市			农村		
	小计	男性	女性	小计	男性	女性	小计	男性	女性
18~29 岁	5.8	5.7	5.8	6.3	6.2	6.4	5.1	5.2	5.0
30~39 岁	4.9	5.0	4.9	5.5	5.6	5.4	4.2	4.1	4.2
40~49 岁	4.3	4.3	4.2	4.7	4.8	4.7	3.8	3.8	3.8
50~59 岁	3.9	4.1	3.7	4.3	4.5	4.0	3.6	3.7	3.5
60~69 岁	3.9	4.0	3.7	4.1	4.3	3.9	3.7	3.7	3.6
70~79 岁	4.3	4.3	4.2	4.4	4.5	4.3	4.1	4.1	4.1
80 岁及以上	4.7	4.7	4.7	4.7	4.7	4.8	4.7	4.7	4.7
合计	4.7	4.7	4.7	5.2	5.3	5.2	4.2	4.2	4.1

三、饮酒行为

（一）30 天内饮酒率

2018 年我国 18 岁及以上居民中,女性 30 天内饮酒率为 10.3%,其中城市女性为 11.4%,农村女性为 9.0%,城市女性高于农村女性,且均显著低于男性居民。随着年龄升高,城乡女性 30 天内饮酒率均呈先上升后下降趋势,均以 40~49 岁年龄段最高,分别为 13.8%、10.1%。城市 80 岁及以上年龄组女性 30 天内饮酒率略高于 60~69 岁和 70~79 岁女性(表 4-2-5)。

表 4-2-5　我国成人 30 天内饮酒率（%）

年龄组	合计			城市			农村		
	小计	男性	女性	小计	男性	女性	小计	男性	女性
18~29 岁	25.4	40.6	10.0	24.8	38.7	10.8	26.1	43.0	9.0
30~39 岁	30.0	48.6	10.6	29.5	46.4	11.8	30.7	51.4	9.1
40~49 岁	32.5	52.5	12.0	33.9	53.1	13.8	31.1	51.9	10.1
50~59 岁	30.6	50.6	10.0	31.4	51.1	11.3	29.8	50.2	8.8
60~69 岁	26.6	43.8	9.0	26.6	44.0	9.4	26.6	43.7	8.7
70~79 岁	20.2	34.4	7.2	20.3	34.8	7.2	20.2	34.1	7.3
80 岁及以上	16.6	27.9	7.9	19.4	30.6	9.7	14.5	25.6	6.7
合计	28.3	46.2	10.3	28.6	45.5	11.4	28.1	47.0	9.0

（二）过量饮酒率

2018 年我国 18 岁及以上居民中,女性过量饮酒率为 1.2%,其中城市女性与农村女性并无差异(1.2%),且均显著低于男性居民。随着年龄升高,城市女性过量饮酒率呈先上升后下降趋势,以 50~59 岁年龄组最高(1.5%);农村女性则呈上升趋势,80 岁及以上年龄组最高(2.6%)。城市女性 18~29 岁和 30~39 岁年龄组高于农村女性,而 50 岁及以上年龄组均低于农村女性(表 4-2-6)。

表 4-2-6　我国成人过量饮酒率（%）

年龄组	合计			城市			农村		
	小计	男性	女性	小计	男性	女性	小计	男性	女性
18~29 岁	4.7	8.7	0.7	4.1	7.3	0.9	5.5	10.6	0.3
30~39 岁	6.6	12.1	0.8	5.4	9.6	1.1	8.0	15.3	0.4

年龄组	合计			城市			农村		
	小计	男性	女性	小计	男性	女性	小计	男性	女性
40~49 岁	9.8	18.1	1.2	9.5	17.4	1.2	10.1	19.0	1.2
50~59 岁	12.5	23.0	1.7	11.2	20.7	1.5	13.6	25.0	1.8
60~69 岁	11.7	21.3	2.0	10.4	19.4	1.4	12.8	22.7	2.4
70~79 岁	8.2	15.2	1.8	6.7	12.6	1.4	9.3	17.2	2.1
80 岁及以上	6.5	12.2	2.1	5.6	10.5	1.2	7.1	13.5	2.6
合计	8.3	15.3	1.2	7.2	13.2	1.2	9.4	17.5	1.2

四、职业健康

(一)职业病发病的总体情况

2018 年底,中国累计报告职业病 97.5 万例,其中,职业性尘肺病 87.3 万例,约占报告职业病病例总数的 90%。据抽样调查,约有 1 200 万家企业存在职业病危害,超过 2 亿劳动者接触各类职业病危害,包括粉尘、化学性有害因素等。

2019 年中国共报告各类职业病新病例 19 428 例,职业性尘肺病及其他呼吸系统疾病 15 947 例(其中职业性尘肺病 15 898 例),职业性耳鼻喉口腔疾病 1 623 例,职业性化学中毒 778 例,职业性传染病 578 例,物理因素所致职业病 264 例,职业性肿瘤 87 例,职业性皮肤病 72 例,职业性眼病 53 例,职业性放射性疾病 15 例,其他职业病 11 例(图 4-2-5)。

2006—2018 年中国累计报告女性新发职业病 9 类 94 种 13 248 例,占全国总新发病例的 4.3%,其中职业性尘肺病 5 222 例,占女性新发职业病的 39.4%,其次为职业性化学中毒 5 070 例,占女性新发职业病的 38.3%。女性新发职业病 2006—2010 年呈逐年上升趋势,2011—2013 年呈逐年下降趋势,2014—2016 年呈现波动趋势,2017—2018 年呈下降趋势;其中 2010 年新发病例数达高峰为 1 290 例。新发职业病分类中居前 4 位的依次是硅肺、苯中毒、石棉肺和噪声聋,分别占女职工新发职业病的 17.1%、12.8%、6.8% 和 6.0%。

(二)女职工职业病发病特点

女职工职业病例主要分布在华东地区和华北地区,分别占 31.6% 和 23.5%(表 4-2-7)。

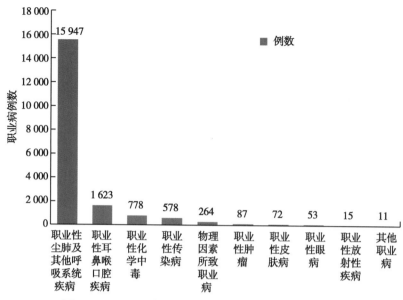

图 4-2-5　2019 年中国各类新发职业病病例分布

数据来源：中国卫生健康事业发展统计公报（2019）

表 4-2-7　2006—2018 年中国女职工职业病例数地区分布

地区[*]	职业病病例数	构成比
华东地区	4 184	31.6%
华南地区	1 680	12.7%
华中地区	1 403	10.6%
华北地区	3 117	23.5%
西北地区	687	5.2%
西南地区	1 174	8.9%
东北地区	1 003	7.6%

注：*1. 华东地区（包括山东、江苏、安徽、浙江、福建、上海）；2. 华南地区（包括广东、广西、海南）；3. 华中地区（包括湖北、湖南、河南、江西）；4. 华北地区（包括北京、天津、河北、山西、内蒙古）；5. 西北地区（包括宁夏、新疆、青海、陕西、甘肃）；6. 西南地区（包括四川、云南、贵州、西藏、重庆）；7. 东北地区（包括辽宁、吉林、黑龙江）

数据来源：职业病及健康危害因素监测信息系统

女职工职业病例数前三位的行业分别为非金属矿物制品业 1 537 例，通用、专用设备制造业 1 348 例，化学原料和化学制品制造业 804 例；女职工职业病例企业分布为中、小型企业分别占 31.3% 和 31.2%，国有企业和私营企业分别占 35.9% 和 28.8%。女职工职业病病人的平均接害年限是 11.6 年，平均发病年龄是 46.9 岁。某些职业性危害因素对女性的健康影潜伏期更短，病情进展更快。如女职工尘肺病、石棉肺诊断年龄和接害工龄均低于男性或总体接尘工龄，且病情进展快,并发症多,死亡率高。

接触职业危害女职工分布呈现行业和区域聚集性,私有经济和小型企业接害女职工比重较高。女职工新发职业病的疾病谱在职业病类别和职业病病种上均呈现一定的聚集性,主要表现为地区、行业、企业经济类型、企业规模和工种的聚集性,且与该地区产业构成相关。

参 考 文 献

1. 李新华. 2018 中国成人烟草流行调查报告. 北京: 人民卫生出版社, 2020.
2. Bray F, Ferlay J, Soerjomataram I, et al. Global cancer statistics 2018: GLOBOCAN estimates of incidence and mortality worldwide for 36 cancers in 185 countries. CA Cancer J Clin, 2018, 68 (6): 394-424.
3. Liu SW, Xiao L, Zeng XY, et al. Tobacco Use and Exposure Among Secondary School Students—China, 2019, 22: 385-393.
4. 中国疾病预防控制中心慢性非传染性疾病预防控制中心, 国家卫生健康委统计信息中心. 中国死因监测数据集 (2020). 北京: 中国科学技术出版社, 2021.
5. 国家癌症中心. 2019 中国肿瘤登记年报. 北京: 人民卫生出版社, 2021.
6. 国家卫生健康委疾病预防控制局. 中国居民营养与慢性病状况报告 (2020 年). 北京: 人民卫生出版社, 2021.
7. 中国疾病预防控制中心, 中国疾病预防控制中心慢性非传染性疾病预防控制中心. 中国慢性病及危险因素监测报告 (2018). 北京: 人民卫生出版社, 2021.
8. Zhou MG, Wang HD, Zeng XY, et al. Mortality, morbidity, and risk factors in China and its provinces, 1990-2017: a systematic analysis for the Global Burden of Disease Study. Lancet, 2019, 394: 1145-1158.
9. Lancet T. Improving occupational health in China. Lancet, 2019, 394 (10197): 443.
10. 李广益, 王敏, 夏猛, 等. 2006-2017 年某市女工职业病发病特征分析. 现代预防医学, 2019, 46 (6): 1000-1003.
11. 邱菊, 赵娜, 高萍, 等. 2006-2015 年淄博市女性尘肺病发病情况分析. 中国工业医学杂志, 2017, 30 (3): 209-211.

第三节 小 结

一、我国女性的大多数疾病患病/发病率比男性低,但患病基数大,某些特定疾病女性高于男性,不同年龄、城乡差异也较大

1. 在我国成人居民中,高血压和糖尿病患病率女性总体低于男性,但是仍

有近 1/4 成人女性患有高血压,1/10 患有糖尿病;高血压患病率农村女性明显高于城市女性,但糖尿病患病率城乡男女接近。城乡均随年龄增加两病患病率升高,城市地区 18~69 岁女性居民高血压和糖尿病患病率均低于男性,而 70 岁及以上居民则相反;农村地区 18~59 岁女性居民高血压和糖尿病患病率低于男性,而 60 岁及以上居民则相反。我国女性高血压性心脏病、房颤和房扑均为女性高于男性,缺血性心脏病和脑卒中女性均低于男性。

2. 我国 40 岁及以上女性居民慢阻肺患病率显著低于男性,骨质疏松症女性显著高于男性,且女性骨质疏松症超过 1/5。总体来看,女性慢阻肺和骨质疏松症患病率均农村高于城市,随着年龄升高两病患病率升高。但分年龄组看,50~69 岁组农村女性居民慢阻肺患病率低于城市女性,而城市 70 岁及以上女性居民慢阻肺患病率高于农村;骨质疏松症各年龄组都是农村高于城市。

3. 恶性肿瘤发病率女性低于男性,但城市女性高于农村女性,基本是随着年龄增加恶性肿瘤发病率增加。女性恶性肿瘤前五位是乳腺癌、肺癌、结直肠癌、甲状腺和胃癌,其中乳腺癌城市高于农村,高发年龄为 45~64 岁,子宫颈癌农村高于城市高发年龄为 40 岁以上。

4. 我国成人女性居民慢性肾病和过敏性疾病患病率高于男性,农村女性慢性肾病患病率高于城市,而城市女性过敏性疾病高于农村。慢性肾病随着年龄升高而升高,但过敏性疾病随着年龄升高而降低。

5. 我国女性居民患龋率很高,3~5 女童乳牙患龋率为 62.4%,农村高于城市。女性居民随着年龄升高恒牙患龋率大幅升高,65~74 岁女性患龋率高达98% 以上。无论 12~15 岁女学生还是成人女性牙龈出血情况都很普遍,牙周袋检出率成人女性也较高。

6. 我国成人女性总体精神障碍患病率低于全人群,多数精神障碍患病率无性别分布差异,而心境障碍患病率女性略高于男性,酒精、药物使用障碍女性远低于男性。农村女性精神障碍终身患病率高于城市,小学受教育程度和非在婚状态女性的精神障碍终身患病率最高。由此可见,女性是心境障碍的高危人群,应该重点关注农村中女性、低受教育程度、非在婚状态人群的精神健康。

二、我国女性人群健康影响因素状况优于男性,但性别、地区和年龄差异较大

1. 2010—2018 年,我国 15 岁及以上女性居民现在吸烟率变化不明显,均呈

现较低水平,男性是女性的 24 倍,但女性二手烟暴露率并不低,超过六成;城市和农村女性吸烟率没有差异,但随着年龄增长女性现在吸烟率升高。女性戒烟意愿比男性强,打算戒烟比例和戒烟率均高于男性。2019 年中国在校青少年吸烟率为 5.9%,男性是女性的 3.22 倍,职业高中女生吸烟率(3.7%)已经超过成年女性吸烟率(2.1%),甚至有的省份,女生吸烟率已经超过男生。

2. 我国成年女性的身体活动不足率农村高于城市,业余时间经常锻炼率农村明显低于城市,但总静态行为时间农村明显低于城市。在不同年龄段,女性居民的身体活动不足率和总静态行为时间呈先下降后上升的趋势,而 18~29 岁年龄段的总静态行为时间最高;业余时间经常锻炼率则以 40~49 岁年龄段为最高,之后逐渐降低。

3. 我国成年女性的 30 天内饮酒率女性明显低于男性,农村低于城市,而过量饮酒率女性比例较低(1.2%),且城乡无差异。从年龄来看,城乡 30 天内饮酒率青壮年女性比老年女性稍高;过量饮酒农村老年女性比城市高。

三、我国女性新发职业病在职业病人群中占比低,以职业性尘肺病和职业性化学中毒为主,一半以上分布华东地区和华北地区,行业、企业规模大小和企业性质不同分布有差异

1. 职业病超过 97 万,尘肺占九成;女性职业病约占 2%。2006—2018 年中国累计报告女性新发职业病 9 类 94 种 13 248 例,占全国总新发病例的 4.3%,其中职业性尘肺病和职业性化学中毒占比较高,分别为 39.4% 和 38.3%;各类新发职业病居前 4 位的依次是硅肺、苯中毒、石棉肺和噪声聋,分别占女职工新发职业病的 17.1%、12.8%、6.8% 和 6.0%。

2. 女性新发职业病 2006—2010 年呈逐年上升趋势,2010 年新发病例数达高峰为 1 290 例,2017—2018 年呈下降趋势。女职工职业病例一半以上分布在华东地区和华北地区。

3. 从行业来看,女职工职业病例数前三位的行业分别为非金属矿物制品业、通用与专用设备制造业,以及化学原料与化学制品制造业;从企业规模来看,女职工职业病例六成以上分布为中、小型企业;从企业性质来看,国有企业和私营企业分别占 35.9% 和 28.8%。

4. 女职工职业病病人的平均接害年限是 11.6 年,平均发病年龄是 46.9 岁。某些职业性危害因素对女性的健康影响潜伏期更短,病情进展更快。如女职工

尘肺病、石棉肺诊断年龄和接害工龄均低于男性或总体接害工龄,且病情进展快,并发症多,死亡率高。

四、女性伤害死亡病例占伤害总死亡的三分之一,农村女性伤害死亡率高于城市女性。女性因伤害就诊病例的主要原因为跌倒/坠落、机动车车祸和动物伤,以挫伤/擦伤为主,大部分为轻度

1. 2019 年因伤害死亡中,女性占 34.6%,小于男性比例。女性伤害死亡人口中 60 岁及以上人口占比超过一半。农村女性伤害死亡率高于城市女性。东部女性伤害死亡率高于中部和西部女性。

2. 2018 年因伤害就诊病例中,女性约为 40%,少于男性比例。其中女性病例中伤害发生原因排位第一位为跌倒/坠落,其次是机动车车祸和动物伤,主要为轻度伤害,伤害性质为挫伤/擦伤,伤害部位主要为上肢、下肢。女性伤害发生地点主要为家中,伤害发生时主要在进行休闲活动。

五、近十年,我国女性健康素养水平持续提升,但仍处于较低水平,特别是基本技能素养水平相对基本知识和理念、健康生活方式与行为素养水平更低。女性健康素养水平在不同地区和人群之间发展不平衡

1. 2012—2020 年,我国城乡女性健康素养水平均明显提高的同时,城市女性健康素养水平远高于农村女性。2018 年之前,城市女性健康素养水平提升幅度大于农村女性;2018 年之后,农村女性健康素养水平增长速度加快,年增幅大于城市女性或与城市女性基本持平。

2. 2012—2020 年,我国东、中、西部地区女性健康素养水平均明显提高的同时,东部地区女性健康素养水平高于中、西部地区,且提升幅度大于中、西部地区;从不同特征人群来看,年龄较轻、文化程度较高的女性健康素养水平较高。

3. 女性基本知识和理念素养水平最高,健康生活方式与行为素养水平次之,基本技能素养水平最低;安全与急救素养和科学健康观素养水平最高,健康信息素养和传染病防治素养水平次之,慢性病防治素养和基本医疗素养水平最低。

第五章 女性健康状况的主要发现和改善建议

第一节　中国女性健康状况的主要发现

新中国成立以来,在经济、政策、文化、科技、教育等多元社会因素的影响下,中国女性的健康水平得到大幅提升,受教育水平不断提高,社会参与能力不断增强,期望寿命、健康期望寿命持续增长,孕产妇死亡率持续下降,孕期保健、营养状况、疾病控制等持续改善,这一系列成绩的取得与党和政府的高度重视、经济社会的快速发展、一系列健康政策的出台、卫生投入的持续增加、医改的不断深化、卫生技术的不断进步等密不可分。在看到成绩的同时,也必须清醒地看到,中国女性还面临着孕产妇健康地区差异、生殖健康、慢性病、伤害、心理疾病、传染病等健康问题和快速老龄化的严重威胁,持续改善女性健康状况还需要全社会的不懈努力。

一、中国女性人口总体情况、期望寿命与疾病负担方面的主要发现

(一)女性人口规模不断上升,女性健康水平持续提升,但生育率降为极低生育率水平

2019 年中国女性人口数约为 6.8 亿,相比 1960 年翻了一番;人口性别分布较为均衡,女性人口占比始终保持在 48.4%~48.7% 的区间。2019 年中国女性预期寿命和健康预期寿命均高于男性,表明女性人口有较大健康潜力。女性总体受教育水平不断提高,大专及以上高等教育学历女性人口规模增长迅速,与 2002 年相比,大专及以上女性人口规模增长了 212.6%。女性就业的行业构成已实现从农业主导型向服务业主导型的彻底转型。但另一方面,中国出生人数迅速下降,生育率由低生育率转变为极低生育率;女性人口老龄化、高龄化特征显著;15岁及以上女性人口就业率低于男性,且下降幅度大于男性,凸显性别间就业水平的不均衡。

(二)降低孕产妇死亡率成就显著,公平性得到充分体现

新中国成立以来,中国政府采取了一系列的举措使孕产妇死亡率呈现持续下降的趋势。2019 年中国孕产妇死亡率为 17.8/10 万,与 2010 年比较,孕产妇死亡率下降了 40.7%,城乡差距进一步缩小。中国于 2014 年提前一年实现了

联合国千年发展目标中孕产妇死亡率下降的要求,被国际社会列为妇幼健康高绩效的十个国家之一,2016 年提前实现了《中国妇女发展纲要(2011-2020 年)》"到 2020 年孕产妇死亡率控制在 20/10 万"的规划目标,总体水平居于全球高收入国家前列。但同时也可以看到,目前孕产妇死亡率在城乡间仍然存在差异,产科出血仍是孕产妇死亡的首位原因,且由于生育政策的调整,经产妇比例逐渐增加,高龄产妇、再次剖宫产、瘢痕子宫、妊娠合并症等高危因素发生风险明显增加。

(三)婴儿、5 岁以下儿童死亡率持续下降,优于中高收入国家平均水平

中国婴儿、5 岁以下儿童死亡率持续下降,优于中高收入国家平均水平。可预防的儿童死亡,即早产或低出生体重、意外伤害、出生窒息及感染性疾病导致的死亡下降明显,可持续发展目标进展顺利。儿童死亡率、生长迟缓率、低体重率等的城乡差距逐步缩小,但在主要死因顺位方面存在不同。在儿童死亡持续下降的同时,仍需关注目前尚存在城乡差别和脱贫地区和偏远地区死亡率控制不足的状况,基层儿童保健水平、疾病防控及救治能力需进一步提升。

(四)慢性非传染性疾病是女性死亡的主要原因和主要疾病负担,女性期望寿命与健康期望寿命持续上升

2019 年,中国女性人群总标化死亡率为 457.4/10 万,比 2009 年下降了23.8%;导致女性死亡前 10 位的原因分别是心脏病、脑血管疾病、恶性肿瘤、呼吸系统疾病、伤害、内分泌营养代谢疾病、消化系统疾病、神经系统疾病、泌尿生殖系统疾病、传染病。女性人群在不同年龄组主要疾病死因顺位有所不同,慢性非传染性疾病仍是 15 岁以上年龄组女性的主要死亡原因。

中国人群期望寿命与健康期望寿命均呈稳步上升趋势,总体上居于中高收入国家前列,2009—2019 年女性期望寿命增长了 3.0 岁,女性健康期望寿命增长了 2.3 岁。脑卒中、缺血性心脏病、慢性阻塞性肺疾病、肺癌和胃癌是导致女性人群寿命年损失的前 5 位因素。下背痛、听力损失、头痛症、抑郁症和妇科疾病是影响女性人群生命质量的最重要疾病,严重影响健康期望寿命的提升,慢性非传染性疾病也是女性人群的主要疾病负担来源。高收缩压、饮食风险、空气污染、高空腹血糖和烟草是影响中国女性人群健康最重要的危险因素。

二、不同生命周期中国女性健康状况和重点问题的主要发现

（一）青少年女孩生长发育状况不断改善，城乡差距明显缩小，但超重肥胖、视力不良和体质下降现象令人担忧

随着中国经济的快速发展，女童和青春期女性的身高/身长、体重以及月经初潮年龄提前随着年份的增长而快速增长，并且农村地区增长幅度高于城市，城乡差距不断缩小。说明随着经济水平的逐步提高、城镇化的进一步加剧，中国城乡女童和青少年的营养状况得到了大幅改善，从而促进了生长发育状况的快速改善。但与此同时，女童和青少年超重肥胖、视力不良的流行率不断升高，且呈现城乡差距不断缩小的趋势。女童和青少年综合体质状况呈现持续降低的趋势，并且处于正常营养状况的儿童青少年综合体质状况最好，其次是超重肥胖，处于消瘦和生长迟缓营养状况的儿童青少年综合体质最差。

（二）育龄妇女生育力显著降低，已成为出生人口逐年降低的主要原因

2006—2016 年中国总和生育率在 1.65 上下波动，但随着新的生育政策影响的逐渐消退，2017 年后，总和生育率出现迅速下降，到 2020 年达到 1.3，达到极低生育率水平，远低于人口更替水平。育龄妇女初婚年龄由 2006 年的 23.6 岁上升到 2016 年的 26.3 岁，呈明显上升趋势；初育年龄由 2006 年的 24.3 岁推迟到 2016 年的 26.9 岁；生育间隔由 2011 年 5.5 年扩大到 2016 年的 6 年。生育意愿变低、不孕不育率升高等均是影响生育力的重要因素。与此同时，出生人口以每年递减约 200 万的速度持续下降，由 2017 年的 1 723 万，急剧下降到 2021 年的 1 062 万。并且，中国正面临严峻的由低生育率风险带来的老龄化加快和劳动年龄人口比例明显下降的挑战。

（三）生殖道感染、孕期贫血、妊娠糖尿病和高血压综合征等仍是影响非孕期和孕期育龄妇女健康的主要疾病

尽管随着中国相关政策策略的实施，孕产妇死亡率下降成绩显著，可避免的孕产妇死亡原因比例大大减少，妇女常见病防控也得到了极大的关注，中国女性滴虫性阴道炎、尖锐湿疣等生殖道感染发病总体呈下降趋势，但仍存在一定的差距，生殖道感染还持续在较高水平，成为影响非孕期育龄女性健康的主要因素。随着中国生育政策的调整，经产妇、高龄产妇比例增加，从而导致孕期贫血、妊娠糖尿病、妊娠期高血压、早产等孕产期并发症合并症发生风险增加，直接影响到母婴健康和安全。

（四）睡眠障碍、慢性疼痛等已成为直接影响更老年期女性生命质量的重要因素

随着人口老龄化，更老年妇女健康越来越得到关注。绝大多数的更年期妇女在围绝经期和绝经期后都会出现一系列的更年期症状，如果这些症状不能得到及时干预，不仅会对其生活和工作造成一定的影响，同时还会导致发生慢性疾病，从而影响整个更老年期的健康。而这些症状中，最为常见的是失眠、乏力、消极情绪等。而随着年龄增加，尿失禁、慢性疼痛、失眠、衰弱等的发生率显著增加，成为老年人疾病进展的重要危险因素。

（五）心理健康问题贯穿青春期至更老年期

不同生命周期的女性均存在程度不等的心理健康问题。儿童注意缺陷多动障碍患病率从 1980 年的 3.7% 增加到 2011 年的 6.2%。在青春期，抑郁和焦虑是常见的反复发作的健康问题，自杀是中国儿童青少年死亡的重要原因。中国孕产期抑郁的合并患病率为 16.3%，其中孕期抑郁为 19.7%，产后抑郁为 14.8%，且有上升趋势。更老年期妇女中有 18.3~56.9% 会出现抑郁症状，也成为影响更老年身心健康的重点问题。

三、中国女性营养状况的主要发现

（一）女性营养状况有大幅改善，营养不足型营养不良率显著下降

历年中国居民营养与健康状况监测数据显示，中国女性的营养和健康状况有很大提升。其中女童的身高和体重显著增长，而且农村女童身高和体重的增长幅度高于城市。说明随着中国经济水平的逐步提高，城镇化的进一步加剧，中国城乡女童的营养状况得到了大幅改善，特别是农村女童的营养健康水平有了大幅提高。中国 0~5 岁女童生长迟缓率和低出生体重率下降显著，与 WHO 2012 年提出的母亲和婴幼儿营养全球目标（到 2025 年将 5 岁以下儿童的生长迟缓数目减少40%，减少消瘦并维持在低于 5% 的水平）相比，生长迟缓率和消瘦率已达成 WHO目标。6 个月内婴儿的纯母乳喂养率与上一次全国营养与健康监测结果相比有所提高，但是仍有 60% 以上的婴儿未实现 6 个月内的纯母乳喂养。6~17 岁女童的生长迟缓率和消瘦率均大幅降低，成年女性的低体重率总体呈下降趋势。

（二）女性超重肥胖增长明显，贫血和微量营养素缺乏有所反弹，目前存在营养不足与营养过剩并存的双重负担

中国 0~5 岁女童肥胖率有所上升，贫血患病率有大幅升高，特别是农村女

童。6~17 岁女童超重率上升不明显,且肥胖率略有降低。12~17 岁女童贫血率大幅上升的状况需引起关注,特别是农村 12~17 岁女童。6~17 岁女童低血清铁蛋白率水平较高,提示缺铁性贫血的可能。18~44 岁的年轻城市女性低体重和贫血状况严重,45 岁及以上中老年女性的超重肥胖状况严重。农村女性的营养状况得到了极大改善,低体重率大幅下降,而贫血率相比上次监测结果有所增加,此外农村女性快速增长的超重肥胖率成为日益凸显的另一个重要问题,城乡女性的超重肥胖差距日渐缩小,45~59 岁农村女性的超重肥胖率已超过城市女性。女性营养不良和超重肥胖双重负担状况非常严峻。特殊人群的微量营养素缺乏状况应引起重视,2020 年全国居民营养与健康监测报告显示一半以上的孕妇血清铁蛋白含量低,处于铁缺乏状态,乳母的贫血率有大幅上升。60 岁及以上老年女性的维生素 A 缺乏率高于其他年龄组女性。

(三)女性膳食结构不均衡,烹调油和盐的摄入远超推荐量,但微量营养素摄入不足的状况普遍存在

中国女性的食物摄入种类较为丰富,但饮食结构存在不均衡的状况。蔬菜水果摄入量显著不足,不论是与 WHO 推荐的蔬菜水果总摄入量相比,还是与中国居民膳食指南中建议蔬菜的摄入量相比,都有显著差距。奶类及其制品的摄入量也远低于建议值,特别是农村女性,各年龄段奶类及其制品的摄入量仅相当于城市女性的一半。女性各年龄段食盐的摄入量均超过 WHO 和中国居民膳食指南中的建议,农村女性尤为严重。成年女性烹调油的摄入量高于推荐量上限标准。红肉的摄入量显著高于禽肉和鱼虾类食物的摄入量。女性各年龄段人群能量及三大供能营养素的摄入基本满足推荐量水平,钠的摄入量远超适宜摄入量标准和 WHO 推荐标准,而钙、锌、膳食纤维、维生素 A 的摄入量远低于推荐量标准。

四、中国女性主要疾病与健康危险因素的主要发现

(一)成人女性慢性疾病患病率普遍较高,并存在城乡和年龄差异

随着中国社会经济的发展,城镇化和老龄化进程的加快,人们的生活方式和环境发生了较大变化,引起疾病谱的变化。目前来看,中国成人女性高血压、糖尿病、骨质疏松症、过敏性疾病和慢性肾病等慢性病均处于较高水平,最低的疾病患病率都超过十分之一,高血压患病率甚至接近四分之一。除慢性肾病、骨质疏松、精神障碍等疾病成人女性患病率显著高于男性外,其他主要慢性病患病 /

发病率女性低于男性。由于女性较大的人口基数,因此,这些疾病的患病人群庞大。大多数疾病患病率随着年龄增加而上升,老年人群成为重点患病人群,同时女性特有的恶性肿瘤,如乳腺癌和子宫颈癌也呈现特定年龄高发。慢性病多与社会经济发展、城镇化和老龄化程度密切相关,更与由此带来的行为生活方式、环境因素相辅相成,造成城乡差异日益凸显,但生活方式为主要影响因素的疾病城乡差异逐渐缩小。这些结果提示要重点关注女性主要慢性病,对于一些特定疾病还要关注重点老年人群或特定年龄的人群。

居民口腔疾病很常见,口腔健康状况不容乐观。虽然女性的口腔健康状况略好于男性,但是依然存在龋病和牙周疾病高发,大部分口腔疾病都没有得到治疗或有效控制。

成人女性多数精神障碍患病率无性别分布差异,女性是心境障碍的高危人群,应该重点关注农村中女性、低受教育程度、非在婚状态人群的精神健康。同时,心理健康也是很多主要疾病的重要危险因素,虽然精神障碍患病率不高,但早期发现精神障碍也有利用其他疾病的防控。

(二) 女性人群健康影响因素普遍优于男性,但城乡和年龄差异明显

吸烟、过量饮酒和身体活动不足是慢性病主要危险因素,中国成人女性吸烟率、过量饮酒率和身体活动不足率显著低于男性,女性戒烟意愿比男性强。但是值得关注的是青少年吸烟率,女生吸烟率与男生吸烟率的差距较成人大大缩小,特别是职业高中女生吸烟率已经超过成年女性吸烟率,甚至有的省份,女生吸烟率已经超过男生。

(三) 女性是职业病的低发人群,以职业性尘肺病和职业性化学中毒为主,地区和行业差异较大

中国职业病以男性为主,女性职业病占比仅为百分之二。在全部职业病中,职业性尘肺病和职业性化学中毒超过七成。2006—2010 年间,女性新发职业病呈上升趋势,2010 年新发病例数达高峰,然后波动性下降。女职工职业病例一半以上分布在华东地区和华北地区;病例数前三位的行业分别为非金属矿物制品业、通用与专用设备制造业和化学原料与化学制品制造业;以中、小型企业居多。作为特殊人群,某些职业性危害因素对女性的健康影响潜伏期更短,病情进展更快。

(四) 女性伤害死亡病例中老年人超过一半,城乡死亡率差异明显

女性因伤害死亡病例中,60 岁以上占比超过一半。农村女性伤害死亡率高于城市女性。女性伤害发生原因排位第一位为跌倒 / 坠落。因伤害就诊女性病

例的特点为主要发生在家中,伤害发生时主要在进行休闲活动。女性发生的伤害性质主要为挫伤/擦伤,多为轻度。

（五）女性健康素养水平持续提升,但整体健康素养水平较低,不同地区和人群之间女性健康素养水平差异较大

2012—2020年中国女性健康素养水平稳步提高,且与男性持平,实现了《中国妇女发展纲要(2011-2020年)》的目标要求,城乡差距进一步缩小。但不容忽视的问题是居民整体健康素养水平不高,城乡和人群差异还较大,慢性病防治素养和基本医疗素养相对缺乏,农村地区、45岁以上、初中及以下文化程度者是健康素养薄弱人群。居民健康素养提高有利于疾病预防控制,特别是慢性病疾病负担重,如果慢性病防治素养和基本医疗素养水平低更不利于慢性病控制。

第二节 改善中国女性健康状况的建议

一、关于中国女性人口状况、期望寿命和健康期望寿命方面的建议

（一）从多元人口属性出发,完善女性人口健康保护体系

女性人口规模、人口性别比、年龄结构、受教育程度、就业水平与模式等因素,是中国女性健康的主要影响因素,且影响机制多元,因此,应以多元人口属性作为基本的探索框架,完善女性人口健康保护体系。其次,面对当前女性人口快速老化、不健康期较长的主要挑战,需进一步加快构建"预防—医疗—康复"一体化的人口健康保护体系,加强预防和康复资源供给侧建设,积极应对女性人口快速老化所致的大规模疾病负担。此外,需要从维护全生命周期健康的高度做好顶层设计,从政府、社会、个人(家庭)三方共同努力,进一步优化政府主导、多部门合作、全社会参与的工作模式,强化个人做自身健康第一责任人的意识和责任,形成推动女性健康水平提升的合力。

（二）进一步降低孕产妇死亡率,缩小城乡间的差异,进一步提高服务质量和公平性

进一步落实母婴安全五项制度,特别是提高妊娠风向筛查评估及危重孕产妇的识别能力,加强危重孕产妇、危重新生儿救治网络建设与管理,切实保障孕

产妇和新生儿安全;其次,通过加强区域医疗资源的统筹规划,促进优质医疗资源下沉,进一步提升农村特别是西部农村地区医疗机构的产科质量,不断促进孕产妇健康的公平性。进一步提高孕产妇系统管理率,提供更加公平、可及、优质的覆盖生育全程的以"孕产妇为中心"的基本医疗保健服务。

(三)进一步分析影响儿童死亡的原因和差距,完善儿童健康保障体系,提高全程儿童保健服务质量

聚焦联合国可持续发展目标中"消除可预防的新生儿和 5 岁以下儿童死亡"这一指标,继续加强新生儿保健、改善儿童营养状况,立足生命早期基本保健,提供连续的儿童健康服务,改善儿童生存和健康水平。关注城市和农村地区导致儿童死亡主要病因方面的差异,并分析原因,采取针对性的措施进一步降低常见疾病的死亡率,缩小城乡地区间差距。进一步提高服务的公平性和可及性,改善儿童健康服务能力和水平,切实保障儿童健康权益,促进儿童生命全程从生存到发展的目标实现。

(四)推进女性人群慢性病防控及全民健康生活方式行动向纵深发展,探索有效健康管理服务

完善慢性非传染性疾病防控体系和能力建设,强化心血管病、脑卒中、癌症、慢阻肺等重大慢性病在女性人群中的早期筛查和干预,探索建立覆盖全人群、全生命周期的慢性病预防、筛查、诊断、治疗、康复全程健康管理服务体系,针对性的加强高血压、糖尿病等女性慢性病患者的健康管理,推进慢性病防、治、管、康、保的整体融合发展,从而有效降低女性人群的疾病负担。大力推进全民健康生活方式行动,普及平衡膳食、身体活动、体重管理、控烟控酒、心理调适等健康生活方式,通过政策主导、多部门合作、全社会参与及医药体制改革等措施,进一步控制慢性病及其危险因素,最大程度地提升女性期望寿命与健康期望寿命。

二、关于不同生命周期中国女性健康状况和重点问题的建议

(一)多部门合作共同促进女性全生命周期健康

以健康中国战略为指引,加强政府主导,强化多部门联动治理,建立健全相关各部门合作参与的公共政策体系和服务保障。加强全民健康生活方式行动,促进各部门责任与联动,强化科学生活方式理念的传播,促进妇女树立"爱生活、爱运动、爱健康"新理念,使不同生命周期的女性都能知晓掌握健康知识,养成健康文明的生活方式和疾病预防的能力,促进其身心健康,在女性不同生命周期提

升健康水平,延缓疾病的发生。

(二)建立健全妇女全生命周期健康服务管理体系

建立健全各项政策和工作制度机制,建立和完善以妇女健康为中心、以基层为基础、功能明确、服务连续、预防为主、防治结合的全面立体的妇幼保健服务体系和健康管理模式。卫生行政部门应完善和加强机构和人员的激励机制、绩效管理机制、质量管理机制、资源共享机制、信息共享机制、筹资机制等。强化妇女保健各项服务功能协调和人员配置合理的服务体系建设,为新时期妇女健康服务需求提供相适应的全方位服务。

(三)提供女性全生命周期优质高效的保健服务,特别关注重点人群的健康服务

卫生健康行政部门积极探索女性全生命周期健康服务模式,向妇女提供主动、可及、综合、连续、协调的妇女保健服务,推行早期筛查与健康评估策略、危险因素干预策略、监测与效果评价策略、分级诊疗策略等,改变现有以妇女某个年龄阶段单个疾病或健康问题为中心的碎片化服务。加强医务人员能力建设和规范化培训,提高保健和疾病诊治过程中对妇女进行全面评估和提供连续优质服务的能力。以不同时期重点健康问题为突破口,推进防治结合、分级诊疗和上下联动机制,整体提升妇女保健服务能力。重视重点人群的妇幼健康服务均等化,针对贫困、边远地区以及流动妇女群体,青少年、孕产妇、更老年妇女等群体加大服务保障力度,推动不同区域、身份、收入水平的妇女平等享有健康服务,满足妇女基本医疗和公共卫生服务需求。

(四)多举措提高女性生育健康水平

构建全方位的生育健康支持体系,让每个家庭"生得起""养得起""养得好"。通过立法完善生育休假与生育保险制度,加强税收、住房等支持政策,推进教育公平与优质教育资源供给,同时保障女性就业合法权益,加强托幼机构建设、保障托幼服务供给等,以解决生育家庭无人照料难题。提高优生优育服务水平,重要的是保障孕产妇和儿童健康,其次是预防出生缺陷,以及规范人类辅助生殖技术应用。保障不孕不育患者生育权利,如开展辅助生殖技术研究、提升不孕不育治疗的可及性与成功率。积极推广长效可逆和长效永久避孕措施,减少非意愿妊娠,控制生育间隔。加强传统文化教育,宣传正向积极的婚姻、家庭和生育观念,营造适龄婚育、和谐家庭的社会氛围,全面提升生殖健康和养育保障水平。

三、关于中国女性营养状况的建议

（一）需关注女性营养不良的双重负担，警惕女性特殊人群的"隐性饥饿"问题，提高母乳喂养率保障婴幼儿营养和健康

女性目前面临营养不足和超重肥胖的双重挑战，应同时关注城市年轻女性可能由于身材焦虑导致的低体重和贫血等营养不足问题，也要对农村女性快速增加的超重肥胖现象引起注意，遏制其快速上涨的势头。需要进一步重视和改善特殊女性人群，如青春期女童、孕妇、乳母和 60 岁及以上老年女性，贫血和微量营养素缺乏的"隐性饥饿"等问题。婴幼儿时期是生长发育非常重要的阶段，应进一步推进 6 个月内纯母乳喂养率，提倡单位增加母婴喂养室或带薪哺乳工时等措施改善母乳喂养现状，保障婴幼儿健康。

（二）继续落实国家基本公共卫生服务计划，推广发展初级保健在改善女性营养和健康状况中的宝贵作用

2009 年以来实施的国家基本公共卫生服务计划是惠及全体居民，提供居民初级保健的一项基本健康举措。进一步加强 6 岁以下儿童的生长和健康状况监测、孕妇体重监测和叶酸补充、老年人免费体检和慢性病患者基本保健服务等。在此基础上，增加和完善营养评价和改善的相关内容，提高相关专业人员的参与和指导。为实现女性中特殊群体的持续营养和健康监测及营养指导干预建立基础平台，以期改善婴幼儿的营养不良状况、减少孕产妇的贫血率和老年女性的微量营养素缺乏率。

（三）强化对在校女童的营养干预和健康宣传，特别是农村地区和贫困地区儿童

中国"农村义务教育阶段学生营养改善计划"和"贫困地区儿童营养改善计划"的相继启动和正式实施，使试点地区在校的学生的营养不良状况显著改善。应持续推进"贫困地区儿童营养改善计划"中推行的"营养包"的应用，进一步改善试点贫困地区 6~23 月龄婴儿营养不良和贫血的发生率、发育不良和腹泻的发生率以及医疗负担。建议继续扩大在全国的应用范围，推广计划项目的实施，并结合当地地域特色和需求，辅以地方办法和管理，以改进其可执行性和可持续性。

（四）多场所开展女性营养的健康教育和健康促进工作，践行《中国居民膳食指南》和"健康中国行动计划"

针对中国女性膳食结构不均衡的现状，应力从社会、家庭、个人三个层面开

展营养健康宣传和科普工作。根据《2020年中国居民膳食指南》对于均衡饮食模式的推荐,鼓励女性增加蔬菜、牛奶、鱼禽类、豆类、粗粮和块茎类传统主食的摄入,减少食用油盐和猪肉。女性往往是家庭饮食的主导者和操作者,通过对女性均衡膳食的教育和灌输,可以达到健康全家的效果。通过开展针对女性的烹调盐及各种调味品控制的营养健康教育,通过积极干预指导,以期降低女性特别是农村女性对食盐及其他调味品消费量。践行"健康中国行动计划(2019-2030年)"中有关营养健康的行动重点,政府部门应鼓励引入相关法规和标准,完善和加强对目标的落实和实施,遏制女性营养不良的双重负担。

(五)制定合理的食品营养强化政策和食品监督管理措施,改善女性钠摄入过量和微量营养素缺乏等问题

中国早期的食物和营养强化政策解决了许多早期营养缺乏的问题,目前中国的饮食模式正在发生重大改变,外出就餐、预包装食品和预制菜也成为人们日常膳食的主要形式。从食品生产企业和商家的源头推行降盐限油的要求,或增加必要的营养素补充剂,并在营养标签中明确标识告知消费者,从而达到改善营养素摄入的目标。政府部门、营养学界、企业联手更进一步的提出相应的政策、策略和可行性方案,为实现女性的健康饮食提供更有力的工具。

四、关于中国女性主要疾病与健康危险因素的建议

(一)有效实施健康中国行动,促进女性全生命周期健康素养提升

扎实推进健康中国行动,强化政府主导,多部门协同、全社会参与的机制,积极落实健康中国行动各项重大任务开展,注重发挥妇联、工会、社会组织的作用,针对婚前、孕前、孕期、儿童、成人和老人全生命周期将传播健康知识、提升健康素养融入各项妇幼工作中。针对女性健康素养提升的重点地区和薄弱环节,开展有针对性的研究和干预。依托已有的重大项目、各类传播平台和渠道,大力开展健康知识宣传普及,提高健康信息的可及性、针对性和有效性。

(二)以预防为主,综合干预健康危害因素

女性在家庭健康责任方面至关重要,倡导每个女性不仅成为自己健康第一责任人还要承担起家庭健康的责任,激发女性居民热爱健康、追求健康的热情,养成符合自身和家庭特点的健康生活方式,合理膳食、科学运动、戒烟限酒、心理平衡,实现健康生活,预防疾病。同时,女性在特殊的生理时期,如月经期、孕期、哺乳期、更年期等不仅容易罹患心理疾病,也是职业危害防护的关键时期,采取

综合干预措施,通过科普知识宣传、实施多种健康生活方式的激励,公共场所健康行为约束、"小手拉大手"的形式儿童对家长健康行为的指引、职业环境的健康防护、特殊时期的心理干预等措施,控制健康危险因素,预防主要疾病和职业危害及伤害的发生。

(三)加强重点疾病的定期筛查和主要疾病的全程精准管理

完善职业人群和老年人群及特定女性人群的定期体检制度,及时发现问题,早诊断、早治疗、全程管理,促进康复;对于社区居民要采取有效措施开展机会性筛查,对于主要慢性病、职业危害、心理疾患做到早期发现,提高知晓率;完善服务体系,对主要健康问题及影响因素尽早采取有效干预措施,提高治疗率、管理率和控制率。政府应把完善防治体系建设、制定全生命周期健康干预策略,提供系统连续的预防、治疗、康复、健康促进一体化服务,加强医疗保障政策与健康服务的衔接,实现早诊早治早康复,提高居民的健康期望寿命。

第三节 中国妇女健康的工作展望

女性是人类文明的开创者、社会进步的推动者,是全面建设社会主义现代化国家的重要力量。男女平等和女性全面发展程度,是衡量社会文明进步的重要标志。党和国家高度重视妇女事业发展,十八大以来,以习近平同志为核心的党中央将"坚持男女平等基本国策,保障妇女儿童合法权益"写入党的施政纲领,作为治国理政的重要内容,不断完善党委领导、政府主责、妇女儿童工作委员会协调、多部门合作、全社会参与的妇女工作机制,在出台《"健康中国 2030"规划纲要》《健康中国行动(2019-2030 年)》《中国妇女发展纲要(2021—2030 年)》等文件中均对妇女健康做出重要战略部署,极大促进了妇女的全面发展。对标健康中国建设、中国妇女发展纲要及积极应对人口老龄化国家战略等相关要求,要想实现 2030 年女性健康状况各项目标,仍需政府、社会和个体共同努力。

(一)坚持妇女发展与经济社会同步协调发展,完善保障女性健康的制度机制

健全政府主导、部门协同、社会参与、行业监管的妇女健康保障工作机制,继续将促进女性全面发展目标任务纳入国家和地方经济社会发展总体规划、专项规划。全面推进健康中国建设,把保障人民健康放在优先发展的战略位置,坚持预防为主,深入实施"健康中国行动"和"健康中国母亲行动",在更高层面上关

注女性健康;实施积极应对人口老龄化国家战略,发展养老事业和养老产业,推动实现全体老年人享有基本养老服务,确保老年女性老有所养;深入推进医疗、医保、医药联动改革,保障女性获得高质量、有效率、可负担的医疗和保健服务。完善公共卫生应急管理体系,关注突发公共卫生事件中女性的特殊需求。

(二)加大妇幼健康投入,完善妇幼健康服务体系建设

优化卫生资源配置,加大妇幼卫生经费投入,加强妇幼保健机构标准化建设,进一步完善基层网底和转诊网络体系。健全以妇幼保健机构为核心、以基层医疗卫生机构为基础、以大中型医院和教学科研机构为支撑的妇幼健康服务网络,提升妇幼健康服务供给能力和水平。一是在省、市、县层面,可考虑充分利用现有资源,加强政府举办、标准化的妇幼保健机构建设,保障妇女儿童享有高质量的医疗保健服务。二是巩固完善以妇幼保健机构为核心、以基层医疗卫生机构为基础、以大中型综合医院专科医院和相关科研教学机构为支撑的具有中国特色、防治结合的妇幼健康服务体系。三是针对青春期、育龄期、孕产期、更年期和老年期女性的健康需求,提供全方位、全生命周期健康管理服务。四是加强儿科、产科、助产等急需紧缺人才培养,增强岗位吸引力。五是开展人工智能、大数据、"互联网+"、云计算、计算机仿真技术等新一代高科技前沿技术在妇女健康领域的创新结合和应用研究,实现女性全生命周期的服务保障。

(三)规范孕产妇保健服务,保障母婴安全

一是加强婚前保健工作,普及婚前医学保健,提高婚前医学检查率。提倡科学备孕和适龄怀孕,实施母婴安全行动计划,向孕产妇提供生育全过程的基本医疗保健服务,保障孕产妇安全分娩。落实国家免费孕前优生健康检查,推动城乡居民全覆盖。二是加大对危重孕产妇救治保障能力建设的投入,加强妊娠风险防范和高危孕产妇的筛查、诊治和管理,提升产科质量安全,提供便民优质服务。三是提高孕产妇系统管理率和偏远农村地区的住院分娩率,帮助孕产妇科学选择分娩方式,控制剖宫产率。四是加强流动妇女卫生保健服务,完善流动妇女管理机制和保障制度,提高孕产期保健服务的公平性和可及性,逐步实现流动妇女享有与入地妇女同等的孕产期保健服务。五是健全出生缺陷综合防治服务网络,完善新生儿疾病筛查、诊断、康复、随访和管理等服务的有效衔接机制,提高出生缺陷综合防治效率和效果。

(四)加强妇女常见病防治,完善宫颈癌和乳腺癌综合防治体系和救助政策

普及女性生殖道感染、性传播疾病、宫颈癌、乳腺癌、盆底功能障碍性疾病等疾病防控知识,提高女性主动接受宫颈癌和乳腺癌筛查服务及宫颈癌预防性疫

苗接种的意识。

建立宫颈癌和乳腺癌综合防治体系,规范医疗保健机构宫颈癌和乳腺癌筛查诊治服务,加强对筛查异常妇女的服务和管理,加大筛查工作的监测和评估力度,提高诊治质量。积极统筹中央和地方的社会资源和力量,加强各级公共卫生服务中宫颈癌和乳腺癌筛查服务投入,关注并加大流动妇女的筛查力度,逐步扩大人群筛查覆盖范围,提高早诊早治率,加强对困难患者的救助。

(五) 加大健康知识普及力度,提高女性健康素养

实施健康知识普及行动,建立完善健康科普专家库和资源库,持续深入开展健康科普宣传教育,规范发布女性健康信息,引导女性树立科学的健康理念,学习健康知识,掌握健康技能,养成健康行为和生活方式。开展艾滋病、梅毒、乙肝等传染病教育,提高女性参与传染病防控的意识和能力。开展高血压、糖尿病、心血管疾病等常见慢性病教育,降低慢性病对女性的健康危害。面向女性开展控制烟草危害、拒绝酗酒、远离毒品宣传教育,引导女性积极投身爱国卫生运动,养成文明健康绿色环保生活方式。

(六) 提高女性全生命周期营养水平,加强膳食指导,维持健康体重

提升女性营养健康科普信息提供和传播能力,大力开展健康和营养知识的宣传普及和教育,提倡科学、合理的膳食结构。从儿童时期开始培养良好的膳食习惯,促进吃动两平衡,进而改善女性全生命周期营养状况。同时为青春期、孕前、孕产期、哺乳期和更老年期女性等重点人群提供有针对性的膳食和营养指导,加强对女性的体重管理,控制超重和肥胖。预防和控制高血压、糖尿病、骨质疏松等慢性疾病及其行为危险因素,预防和减少孕产妇缺铁性贫血,预防控制老年女性低体重和贫血。

(七) 关爱妇女儿童心理健康,为女性提供日常关怀和心理支持服务

加强心理健康相关知识宣传,根据妇女儿童需要开展心理咨询、评估和指导,帮助女性掌握基本的心理调适方法,预防抑郁、焦虑等心理问题。构建儿童心理健康教育、咨询服务、评估治疗、危机干预和心理援助公共服务网络。中小学校配备心理健康教育教师。积极开展生命教育和挫折教育,培养儿童珍爱生命意识和自我情绪调适能力。在心理健康和精神卫生服务体系建设中,重点关注青春期、孕产期、更年期和老年期妇女的心理健康。强化心理咨询和治疗技术在女性保健和疾病防治中的应用。加大应用型心理健康和社会工作人员培养力度,促进医疗机构、心理健康和社会工作服务机构提供规范服务。